AF474719

LEÇONS

DE

CLINIQUE CHIRURGICALE

PROFESSÉES A L'HOPITAL SAINTE-EUGÉNIE DE LILLE

Par le Dr A. FAUCON

Professeur de Clinique Chirurgicale à la Faculté libre de médecine de Lille;
Chirurgien de l'hôpital Sainte-Eugénie;
Membre correspondant de la Société de Chirurgie de Paris,
De l'Académie et de la Société médicale d'Amiens;
Lauréat de la Faculté de médecine de Strasbourg,
De l'Ecole du Val-de-Grâce et de l'Académie de médecine de Paris;
Ex-professeur suppléant de chirurgie et d'accouchements à l'Ecole de médecine d'Amiens;
Ex-membre du Conseil d'hygiène publique du département de la Somme;
Chevalier de la Légion-d'honneur.

Avec figures et photolithographies intercalées dans le texte.

PARIS

ASSELIN et Cie, Libraires de la Faculté de médecine

Place de l'Ecole-de-Médecine.

1879

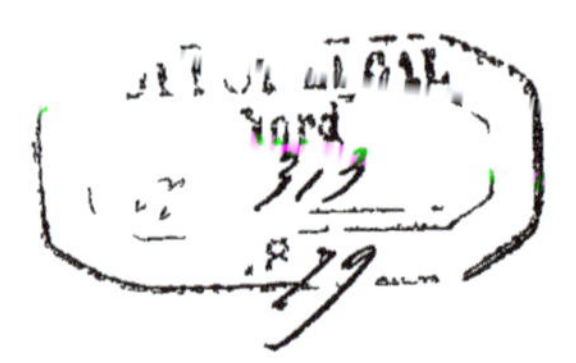

LEÇONS

DE

CLINIQUE CHIRURGICALE

PRINCIPAUX TRAVAUX DE L'AUTEUR :

1° **Des indications d'amputations que présentent les fractures compliquées.** (Strasbourg, 1865.)

2° **Nystagmus par insuffisance des droits externes.** (*Journal d'ophtalmologie*, Paris, 1872.)

3° **De l'héméralopie épidémique envisagée au point de vue de la simulation.** (*Ibid.*)

4° **Mémoire sur une variété d'étranglement interne**, reconnaissant pour cause les hernies internes ou intra-abdominales. (*Archives générales de médecine*, 1873.)

5° **De l'étranglement interne produit par les hystérômes.** (*Bulletin de la Société de Chirurgie*, 1873.)

6° **Note sur le trachéocèle.** (*Ibid.* 1873.)

7° **Note sur deux cas de fistules branchiales.** (*Ibid.* 1874.)

8° **Note sur les kystes hordéiformes du poignet.** (*Ibid.* 1874.)

9° **Note sur l'extirpation simultanée du menton, de la lèvre inférieure et du corps du maxillaire inférieur.** (*Ibid.* 1876.)

10° **De la mortalité des enfants du premier âge à Amiens.** (Amiens, 1874.) Mémoire couronné par l'Académie de médecine de Paris.

11° **Ambroise Paré, chirurgien d'armée.** (Mémoires de l'Académie des sciences, des lettres et des arts d'Amiens, 1876.)

12° **De la péritonite et du phlegmon sous-péritonéal d'origine blennorrhagique.** (*Archives générales de médecine*, 1877.)

13° **Mémoire sur la mydriase et la paralysie de l'accommodation d'origine traumatique.** (*Avenir médical du Nord de la France*, 1878.)

14° **De l'épiploïte herniaire et spécialement de l'épiploïte phlegmoneuse.** (*Bulletin de l'Académie de médecine de Belgique*, 1879.)

LEÇONS

DE

CLINIQUE CHIRURGICALE

PROFESSÉES A L'HOPITAL SAINTE-EUGÉNIE DE LILLE

Par le Dr A. FAUCON

Professeur de Clinique Chirurgicale à la Faculté libre de médecine de Lille;
Chirurgien de l'hôpital Sainte-Eugénie;
Membre correspondant de la Société de Chirurgie de Paris,
De l'Académie et de la Société médicale d'Amiens;
Lauréat de la Faculté de médecine de Strasbourg,
De l'École du Val-de-Grâce et de l'Académie de médecine de Paris;
Ex-professeur suppléant de chirurgie et d'accouchements à l'Ecole de médecine d'Amiens;
Ex-membre du Conseil d'hygiène publique du département de la Somme;
Chevalier de la Légion-d'honneur.

Avec figures et photolithographies intercalées dans le texte.

PARIS

ASSELIN et Cie, Libraires de la Faculté de médecine

Place de l'Ecole-de-Médecine

1879

AVANT-PROPOS

AUX FONDATEURS DE L'UNIVERSITÉ CATHOLIQUE DE LILLE

Je dédie cet opuscule aux catholiques qui, par leurs généreux sacrifices, ont instauré l'Université de Lille.

Il est un reflet de mon enseignement, un témoignage de la manière dont je comprends et dont je remplis la mission que j'ai acceptée, en donnant mon concours à l'Œuvre de l'enseignement libre.

Les fondateurs de l'Université ont jugé qu'il ne suffisait pas d'assurer dans l'enseignement le respect et l'intégrité de la doctrine catholique et de créer un milieu favorable pour les étudiants qui veulent conserver intacts leurs principes de morale et de religion; ils ont voulu en même temps fonder un grand centre d'activité scientifique; c'est ce dont témoignent les paroles suivantes, prononcées par Mgr le Recteur, en 1875, lors de l'inauguration de l'institution naissante : « C'est une grande école, disait Mgr Hautcœur, c'est un vaste et » puissant foyer de lumières, que nous voulons établir. Il faut que » l'Université catholique de Lille devienne un de ces centres fameux » que le passé a connus. »

Programme vraiment digne d'une si grande œuvre et le seul qui puisse assurer la prospérité de l'Université, le seul qui la mette à même de conquérir la confiance des familles, d'imposer le respect à ses adversaires, et de donner à ses élèves le droit d'être fiers des titres qu'elle leur confère!

Et comment l'Université ne le réaliserait-elle pas? Ne lui suffira-t-il pas pour cela de tirer parti des forces dont elle dispose, de favoriser libéralement le développement de toutes les aptitudes, d'encourager les efforts individuels, de doter largement, par une équitable répartition, chacune des branches de l'enseignement de toutes les ressources indispensables pour défricher et fertiliser le champ de la science?

Sans doute un pareil programme imposera de lourds sacrifices; mais le succès est à ce prix. On étudiera avec le temps les moyens de diminuer les charges sans nuire à la prospérité de l'institution. Pour en citer un exemple, on peut, dès à présent, prévoir le moment où certaines combinaisons permettront de profiter plus largement du concours des Facultés de Sciences pour l'enseignement des branches préparatoires, qui, dans l'état actuel, impose aux Facultés de Médecine la nécessité d'un personnel très considérable et d'un outillage dispendieux.

L'un des baromètres de l'activité scientifique des Facultés est l'enseignement journalier, qui doit être, de la part de l'autorité universitaire, l'objet d'une profonde sollicitude et, de la part de ceux qui le dispensent, le fruit d'un travail opiniâtre.

En se plaçant à ce dernier point de vue, l'on pourrait trouver prématurée la publication de nos *Leçons cliniques*. Même réduite aux proportions d'un simple fascicule, c'est une de ces œuvres que le temps et la réflexion doivent mûrir et qu'on expose à d'inévitables imperfections par une élaboration hâtive. C'est la réflexion que vingt fois je me suis faite et qui vingt fois m'a poussé à resserrer dans mes cartons ces feuillets, écrits au jour le jour pour mettre à profit les hasards de la clinique et satisfaire aux besoins du moment. Mais alors que, le principe de la liberté de l'enseignement reconnu et proclamé, on s'efforce, au mépris de ce même principe et par des moyens indignes de la loyauté et de la générosité du caractère français, d'amener la ruine des Universités libres, on ne saurait s'étonner qu'un membre de ces Universités oppose son enseignement comme une protestation, comme un démenti aux mensongères accusations qui s'étalent aujourd'hui dans la presse, s'affirmeront bientôt aux tribunes du Parlement et retentiront dans tout le pays : puissent ces quelques pages contribuer à ouvrir les yeux des honnêtes gens qui nous combattent sans nous connaître !

On n'y cherchera pas les linéaments d'une œuvre doctrinale et synthétique, qui exige de longues années d'un labeur incessant et que des maîtres consommés osent à peine produire à la fin de leur carrière ; ce sont des matériaux d'attente, et nous les présentons tels qu'ils nous ont servi pour initier notre jeune auditoire à la *pratique* et à la *science*.

C'est avant tout à former des *praticiens* que doit tendre l'enseignement clinique, en d'autres termes, l'enseignement au lit du malade, dont l'origine remonte à l'origine même de la médecine. C'est là, ce me semble, le but essentiel et la première raison d'être d'une Faculté de Médecine : « Obtenir la guérison de la partie malade, a dit » Hippocrate, est ce qui, dans la médecine, *prime tout le reste* (1). » Je crois pouvoir abriter mon opinion derrière ce précepte du père de la médecine, et j'estime qu'inspirer aux élèves d'autres tendances, serait les exposer à gaspiller le temps précieux et toujours trop court dont ils disposent pour se préparer à l'exercice d'une profession difficile entre toutes pour l'homme probe.

Pourtant la pratique ne saurait être l'unique objet de la clinique; comme l'a dit Claude Bernard, la clinique est également la base de la *science médicale* proprement dite.

« L'objet des études du médecin, c'est le malade, et c'est la clinique » qui lui en donne la connaissance. La physiologie n'intervient » ensuite que comme science explicative, qui nous fait comprendre » ce que nous avons observé; car la science n'est en réalité que » l'explication des phénomènes (2). »

Le professeur de clinique a donc une double mission : en initiant ses élèves à la pratique, il doit en outre s'efforcer de développer chez eux le goût de la science, l'esprit et la méthode scientifiques. Tel est le but que nous nous proposons d'atteindre par une rigoureuse *observation* et une prudente *interprétation* des faits.

Ars *tota in observationibus*, a dit quelque part Baglivi : ce sont aussi les observations qui forment la plus solide assise de la Science médicale. Voilà pourquoi, au lieu de nous borner aux leçons de l'amphithéâtre, nous attachons tout autant d'importance à cet enseignement de tous les jours, dispensé aux lits des malades sous forme de causeries familières, et dont le but est d'apprendre aux élèves à interroger, à examiner un malade, à rédiger l'histoire journalière des affections qui se déroulent sous leurs yeux. C'est une méthode qui développe chez les jeunes gens le goût du travail personnel que rien ne saurait suppléer; ils contractent ainsi l'habitude d'apprécier la valeur d'un fait, et, dès leur début, ils comprennent toute l'importance du concours qu'ils apportent au développement de la science. « L'évolution des sciences, a écrit mon vénéré maître M. le pro- » fesseur Sédillot, est une véritable succession de découvertes, et

(1) Hippocrate, traduc. de Littré, t. IV, *Des articulations*, § 78, p. 313.

(2) Claude Bernard, *Pathologie expérimentale.* Paris, 1872, p. 10.

» toute généralisation suppose un certain nombre d'observations » particulières sur lesquelles on l'établit. Chaque observation porte » virtuellement en elle-même ses conséquences ; mais il faut de longues » années et de longs travaux pour les mettre en lumière et les » appliquer (1). »

L'observation est donc la base de la clinique, mais elle est sujette à erreur ; c'est ce qui a fait dire à Hippocrate que *l'expérience est trompeuse, le jugement difficile* (2). Les troubles fonctionnels produits par les lésions spontanées ou traumatiques sont si complexes, ils se succèdent, se modifient, se transforment, se contrarient si aisément, si rapidement, avec tant d'irrégularité, qu'il faut continuellement se tenir en méfiance *(experientia fallax)*, se suspecter soi-même, suspecter les assertions du malade, les rapports de ses aides, et craindre avant tout de méconnaître la vérité. L'exactitude d'une observation en est la première qualité, comme la probité scientifique est la première vertu du savant. C'est un grand art pour le médecin que celui de savoir recueillir avec fidélité ce qui se passe sous ses yeux : il est si facile d'avoir des yeux pour ne pas voir !

Cette prédilection que nous témoignons pour l'étude des faits, et qui forme la base de l'enseignement analytique que nous poursuivons en ce moment dans nos cliniques, ne signifie pas — nous l'avons déjà fait pressentir — que nous nous désintéressions des questions de doctrine. Si l'observation des malades et l'étude des moyens les plus propres à obtenir la guérison des maladies, constituent à nos yeux le but essentiel de l'enseignement clinique, nous ne saurions oublier que la médecine est, de nos jours, une science en même temps qu'un art. Nous n'ignorons pas que l'esprit humain, avide de planer au-dessus du terre à terre, a d'autres aspirations que celle d'accumuler les faits ; mais qu'il faut aussi, sous peine de s'attarder à un grossier empirisme, les interpréter, les coordonner, les généraliser ; seulement nous professons qu'un amphithéâtre de clinique n'est pas une arène ouverte à toutes les hypothèses, à toutes les théories, à tous les systèmes, à toutes les doctrines, à toutes les controverses ; nous aurions trop à faire s'il fallait suivre les écarts d'imagination et les divagations de la science, lorsqu'elle se perd dans l'idéalisme. Ce dont se nourrit avant tout

(1) Ch. Sédillot, *Traité de l'Evidement*, p. 315.

(2) Hippocrate, trad. citée, t. IV, *Aphorismes*, 1re section, § 1, p. 459.

l'enseignement clinique, c'est de préceptes clairs, précis, découlant naturellement de l'examen des faits, et se rattachant, dans la mesure du possible, aux traditions classiques.

Pour arriver à remplir avec succès la tâche qui lui est dévolue, la clinique peut-elle se contenter des ressources que lui procurent les salles d'hôpital?

Notre idéal, à nous, serait de voir cet enseignement, le plus important de tout l'enseignement médical, largement pourvu d'une collaboration annexe qui lui assurerait les ressources des analyses chimiques, des recherches anatomo-pathologiques et histologiques, collaboration souvent nécessaire à la pratique, plus souvent encore indispensable à l'étude. Etablir une sorte de divorce entre la clinique et l'anatomie pathologique, entre la clinique et l'analyse chimique, ne serait-ce pas s'exposer à la déchéance de l'enseignement pratique? ne serait-ce pas verser dans une ornière qui ne laisserait que deux impasses : d'un côté celle des études purement empiriques, de l'autre celle des études purement spéculatives?

Ce n'est pas d'aujourd'hui que ces vérités sont acquises : Hippocrate, qui était un profond clinicien, avait senti l'insuffisance de l'enseignement et des études théoriques; après avoir suivi les leçons des philosophes et des Asclépiades, après s'être nourri de la lecture des observations et des tables votives déposées dans les temples d'Esculape, il avait compris que l'observation raisonnée des faits est la seule voie qui puisse conduire à la vérité. « L'expérience d'abord, le raisonnement ensuite, telle est, dit Littré, la double base sur laquelle l'auteur fonde la connaissance de la médecine (1). » Pour faire de nouvelles découvertes, d'après Hippocrate, il faut « se tenir à ce qui est et s'y attacher sans réserve (2) ; » si l'on veut chercher la vérité par une autre méthode, on marchera d'erreurs en erreurs. Cette voie, qu'Hippocrate avait tracée d'une main si sûre, est encore celle qu'à notre avis on doit suivre aujourd'hui; si nous abandonnions l'observation, l'expérience et l'expérimentation pour le dogmatisme et la théorie, nous verrions de nouveau — c'est l'histoire de la médecine qui l'atteste — surgir autant d'écoles que de praticiens en renom, autant de doctrines et de systèmes que de professeurs.

(1) Hippocrate, traduct. citée, t. IX, p. 247.
(2) *Ibid.*, t. IX, *Préceptes*, § 2, p. 253.

Tel est le programme que nous nous sommes tracé, qu'en toute occasion nous avons exposé et que toujours nous nous efforcerons de faire prévaloir. Il nous donne le droit de taxer d'erreur ou de mensonge les accusations dirigées contre notre enseignement, de protester contre des allégations qui dénoncent le professeur des Universités catholiques comme un ennemi de la science, de la patrie et de l'Etat, comme le tenant d'un absolutisme scientifique auquel il a sacrifié sa raison et son libre arbitre, presque comme un criminel travaillant à diviser les citoyens et à former dans notre France des castes ennemies. Voilà de quels prétextes on colore les attaques dirigées contre la liberté de l'enseignement supérieur; mais au fond quel est le vrai motif? C'est que les Universités libres sont des Universités catholiques, professant la foi catholique, et que le catholicisme — le cléricalisme, comme on l'appelle aujourd'hui, — c'est l'ennemi. Si on enseignait chez nous le positivisme, le transformisme, le matérialisme, l'athéisme, qui sait? le boudhisme, on consentirait à nous laisser vivre; mais comme nous croyons l'accord possible et nécessaire entre la science et la foi, comme nous nous permettons d'user de notre liberté et de notre droit pour professer sur l'origine, la fin et les destinées de notre être des doctrines qui sont en désaccord avec la philosophie positiviste et la morale indépendante, des sectaires soulèvent la tempête contre nous, ils provoquent les colères et les haines en calomniant nos idées et en travestissant nos actes. La tempête passera, et la justice, il faut le croire, reprendra ses droits; car nous avons des alliés partout, nos doctrines sont celles de la majorité des honnêtes gens, et elles font l'honneur d'un grand nombre des membres de cette Université officielle, dont on invoque les intérêts pour nous attaquer.

La France croyante et honnête ne se réveille-t-elle pas sous nos yeux pour protéger ces Universités libres qu'elle a fondées, au nom de la loi et sous la garantie d'un droit public, affirmé, consacré en face de l'Europe et de l'univers? Et ceux-là mêmes qui ne sont pas avec nous, s'ils sont de « bonne foy », s'ils songent à l'avenir, ne comprendront-ils pas que sacrifier une des libertés acquises serait compromettre toutes les autres?

Dr A. Faucon.

Lille, le 30 avril 1879.

PROGRAMME

DES LEÇONS CLINIQUES DE M. LE PROFESSEUR FAUCON

pendant l'année académique 1877-1878 et le premier semestre de 1878-1879

(d'après le Registre officiel).

Semestre d'hiver 1877-1878.

1re LEÇON. Des hématomes suppurés de la bourse séreuse pré-rotulienne.

2e — Etranglement interne par torsion de l'extrémité supérieure du rectum; perforation du cœcum et péritonite consécutives.

3e — Asphyxie compliquant un ulcère scrofuleux du cou; trachéotomie par le thermo-cautère.

4e — Phlegmon gangréneux du pied, arthrite tibio-tarsienne consécutive. — Lésions de l'infection purulente.

5e — Rétrécissement de l'urèthre, phlegmon urineux, fistule uréthro-pénienne.

6e — Gravité des brûlures chez les alcooliques. — Kératite panniforme consécutive aux granulations conjonctivales.

7e — Tarsalgie des adolescents, pied creux valgus douloureux.

8e — Des phlegmons de la main. — De la kératite phlycténulaire.

9e — Plaie contuse du sourcil, mydriase et troubles visuels consécutifs. — De l'orchite secondaire.

10e — Fracture sus-malléolaire. — Panaris, variétés, complications.

11e — Kératite phlycténulaire, traitement. — Valgus pied creux douloureux (tarsalgie des adolescents).

12e — Entorse tibio-tarsienne et fracture de l'extrémité inférieure du péroné. — Uréthrorrhaphie.

13e — Paralysie du deltoïde consécutive aux luxations de l'épaule. — Paralysie de l'accommodation, mydriase et hypermétropie.

14e — Rétention d'urine consécutive à l'hypertrophie de la prostate. — Opacités de la cornée; opérations diverses qu'on leur oppose.

15e — Fractures de jambe sans déplacement.

16e — Fracture de la trochlée humérale. — Cataracte traumatique.

17e — Résection de la diaphyse du tibia.

18e — Cataracte secondaire, discision. — Décollement épiphysaire de l'extrémité inférieure des os de la jambe, périostite phlegmoneuse diffuse; indications de l'intervention chirurgicale.

19e LEÇON. Gangrène traumatique de la peau de la cuisse; accidents consécutifs et indications chirurgicales.

20e — Iridectomie optique. — Adénite et phlegmon axillaires.

21e — Influence de l'hypermétropie sur les symptômes de la paralysie du muscle ciliaire; diagnostic, pronostic, traitement. — Fractures de l'extrémité inférieure du radius.

22e — De l'anthrax et des indications chirurgicales qui en découlent.

23e — Rétrécissements organiques de l'urèthre: symptômes et complications.

24e — Luxations des vertèbres cervicales.

25e — Rétrécissements organiques de l'urèthre : traitement, dilatation et uréthrotomie interne.

26e — Fistules de la région olécrânienne; nécrose de l'olécrâne : opération.

27e — Fractures compliquées de la jambe; dénudation des fragments. — Bec de lièvre compliqué; opération de Giraldès. — Luxation de la 6e vertèbre cervicale; anatomie pathologique.

28e — Du pansement des plaies.

29e — Opération d'uranoplastie.

30e — Plaie du métacarpe, du carpe et du poignet par engrenage; symptômes, complications, indications chirurgicales.

31e — Accidents des fractures compliquées de plaie, moyens de les éviter. — Fracture de la racine de l'acromion et du col de l'omoplate. — Causes d'insuccès de l'uranoplastie.

32e — Des indications de la canule de Broca après la trachéotomie. — Hématocèle vaginale.

33e — Phlegmons, abcès, fistules de la joue et du cou consécutifs à la carie dentaire. — Opération d'épithélioma de la lèvre supérieure.

Semestre d'été 1877-1878.

34e — Hernie crurale étranglée.

35e — Métrorrhagie symptomatique de la métrite fongueuse; diagnostic, indications thérapeutiques.

36e — Fractures du coude; diagnostic différentiel, traitement.

37e — De la coxalgie suppurée. — Du pansement des plaies d'après les observations de la clinique. (Réunion immédiate.)

38e — Leucorrhée, ses variétés; mode d'emploi du spéculum. — Traitement des plaies (suite).

39e — Traitement de la leucorrhée. — Traitement des plaies (suite).

40e — Règles du toucher vaginal. — Métrite consécutive à l'avortement. — Des sutures dans la réunion des plaies par première intention.

41e — Iridectomie optique. — Traitement de la coxalgie suppurée par l'extension permanente et les antiseptiques.

42e — Autoplastie de la lèvre supérieure. (Opération.)

43e — Opérations applicables à la métrite fongueuse du col. — Stéatose du foie et des reins à la suite de pyothorax. — Plaie du cuir chevelu, dénudation osseuse; hémorragie de l'occipitale.

44e — Traitement consécutif des luxations de l'épaule. — De l'ophtalmie purulente et de l'ophtalmie granuleuse aiguë.

45e LEÇON. Du strabisme et de la strabotomie.

46e — Principes sur lesquels repose la méthode antiseptique.

47e — Chute de l'utérus; hypertrophie sus et sous-vaginale, ablation du col utérin par le thermo-cautère.

Semestre d'hiver 1878-1879.

48e — Variétés rares de luxations du coude. Luxation en dehors : symptômes, étiologie, mécanisme. — Opération de staphylôme opaque de la cornée.

49e — Etranglement interne compliqué de hernie inguinale. Symptômes, accidents, traitement.

50e — Réduction, sur le même sujet, d'une fracture de la jambe au tiers inférieur et d'une fracture de la cuisse au tiers inférieur.

51e — De l'irido-cyclite sympathique grave et des opérations qu'elle peut nécessiter. — De l'épiploïte suppurée dans la hernie inguinale; de la flexion du rectum comme cause d'obstruction intestinale.

52e — Variétés rares de luxations du coude. Luxation de l'extrémité supérieure du radius en avant : paralysie concomittante du nerf radial.

53e — Fracture oblique de la jambe : symptômes, indications thérapeutiques et appareils. — Ophtalmie blennorrhagique.

54e — Lésions traumatiques de la moelle dans la région cervicale sans fractures ni luxations. — Application d'un appareil plâtré pour fracture de jambe.

55e — Rétention d'urine par traumatisme de la moelle, par hypertrophie de la prostate. — Iridectomie.

56e — Phlegmon périanal; opération de la fistule à l'anus par le thermocautère. — Discision d'une cataracte pseudo-membraneuse. — Extraction de séquestres du maxillaire supérieur.

57e — Broiement de la main par éclatement d'un canon de fusil; de l'amputation de l'avant-bras et de ses indications dans ce cas. — Plaie par arme à feu du conduit auditif externe.

58e — Lésions traumatiques de la moelle épinière dorsale, accompagnées de fracture du rachis.

59e — Des adéno-phlegmons des régions cervicale, axillaire et crurale. — Fracture du corps du fémur; extension continue par l'appareil de Gurdon-Buck.

60e — Cancer de la langue et en particulier de l'épithélioma interstitiel. Opération par le thermo-cautère.

61e — Luxation incomplète du pouce. — Précautions à observer dans l'opération de l'hydrocèle vaginale.

62e — Accidents septicémiques occasionnés par la rétention du pus dans les plaies. — Luxation complète du pouce.

63e — Accidents des rétrécissements de l'urèthre : rétention d'urine; fistules uréthro-péniennes; fièvre uréthrale.

64e — Du mal de Pott et en particulier du tubercule vertébral; paralysie consécutive des membres inférieurs.

65e — Ischémie préventive pendant les opérations. — Prolapsus du rectum; opération par le thermo-cautère.

66e LEÇON. Strabisme convergent : strabotomie. — Anatomie pathologique d'un rétrécissement de l'urèthre.

67e — Opération d'un épithélioma de la lèvre inférieure. — Comparaison de mon procédé de réduction des luxations du pouce avec celui d'Huguier.

68e — Choroïdite phlegmoneuse : un cas de résolution; un cas de suppuration. — Fracture de l'extrémité inférieure du radius chez l'enfant; diagnostic d'avec le décollement épiphysaire.

69e — Des phlegmons sous-cutanés et sous-périostiques de la face antérieure de la jambe d'origine traumatique. — De la suppuration bleue.

70e — Fractures du corps de la clavicule. — Valeur des appareils de Boyer, Desault, Velpeau, Mayor.

71e — Ptérygion : opération. — Urines ammoniacales : accidents, traitement. — Genu valgum, causes, traitement.

72e — Fractures du corps du radius, traitement. — Redressement du genu valgum pendant l'anesthésie chloroformique.

73e — Rupture traumatique du cœur; fractures multiples; contusion cérébrale.

74e — Fistules consécutives à l'hygroma suppuré. — Réduction d'une luxation de l'épaule par les procédés de douceur.

75e — Cachexie et généralisation cancéreuses. — Fractures du corps de l'humérus.

76e — Appareils prothétiques pour les manchots. — Autoplastie pour brides cicatricielles du doigt auriculaire.

77e — Opérations : 1° de fistule anale; 2° de fistule uréthro-pénienne.

78e — De l'opération du phimosis par le thermo-cautère.

79e — Soins consécutifs aux opérations de fistules uréthro-péniennes. — Arthrite suppurée du genou; arthrotomie, drainage, guérison.

80e — Des greffes épidermiques appliquées aux ulcères étendus produits par les brûlures.

I

L'anthrax, sa nature, ses causes, son traitement.

Messieurs,

Dans un livre dont je vous recommande la lecture et qui a été écrit par un chirurgien distingué d'Allemagne, Billroth (*Eléments de pathologie chirurgicale générale*), vous trouverez ce passage : « Les » anthrax ne sont pas très fréquents : les anthrax simples bénins sont » même si rares, que dans la policlinique chirurgicale de Berlin, où » cinq à six mille malades passaient tous les ans devant mes yeux, je » n'ai observé un cas que tous les deux ans. »

Cette immunité vis-à-vis l'anthrax, si elle existe réellement pour les Allemands de Berlin, ne peut être malheureusement revendiquée pour les Français de Lille. Vous en avez vu de nombreux exemples depuis que l'hôpital Sainte-Eugénie est ouvert, et, dans ces derniers temps, rien que dans le service chirurgical des hommes, quatre spécimens de cette affection se sont offerts coup sur coup à votre observation, occupant des sièges divers : la lèvre supérieure, la nuque, le dos, la face dorsale du pied.

La fréquence de cette affection dans notre région est, sans doute, une des raisons qui m'engagent à vous en entretenir aujourd'hui ; mais j'ai un autre motif : ceux d'entre vous qui m'ont suivi et entendu au lit des malades et qui, d'autre part, ont lu ce qui s'écrit aujourd'hui dans les traités classiques, ont pu le remarquer : sur plus d'un point, et spécialement sur la thérapeutique de cette maladie, mes opinions diffèrent des opinions aujourd'hui encore généralement admises.

Tout n'est pas dit, en effet, sur cette question de l'anthrax, et si la chirurgie française peut, avec juste raison, s'enorgueillir de l'avoir éclairée d'une vive lumière, on y trouve encore des points obscurs et sujets à controverse.

Nous savons que l'anthrax est une inflammation gangréneuse qui frappe une portion du tissu cellulaire sous-cutané ; qu'elle intéresse, on peut le dire toujours, une certaine étendue de la peau sus-jacente, et que, parfois aussi, elle se propage aux aponévroses d'enveloppe.

Nous savons encore, et c'est Esnaux et Chaussier qui ont eu le mérite d'en donner la démonstration, que l'anthrax ne doit pas être classé parmi les maladies charbonneuses, auxquelles il a emprunté son nom (ἄνθραξ, charbon), et que s'il présente quelquefois un caractère septique, qui serait de nature à le faire ranger dans la classe des maladies infectieuses, il n'en diffère pas moins par son origine, par sa nature, par ses symptômes, par sa gravité moindre, de l'affection avec laquelle il a été si longtemps confondu et que les chirurgiens français ont décrite sous le nom de *pustule maligne.*

Il est encore certain que cette phlegmasie du derme et du tissu cellulaire sous-cutané, absolument de même nature que celle du furoncle, n'affecte pas absolument par elle-même une marche diffuse : elle se borne à un certain nombre d'îlots, et c'est ce nombre qui détermine le plus ou moins d'étendue de l'anthrax. Quand l'inflammation se propage au loin, c'est en général sous forme de complications : lymphangite, phlébite, érysipèle, phlegmon diffus, etc.

Il est aussi hors de doute que la masse gangrénée dont est formé ce *bourbillon* que vous connaissez si bien, représente un volume plus considérable que la portion du tissu cellulaire envahie, et que, par suite, il s'est produit là une exsudation plastique de nouvelle formation.

Déjà les dissidences commencent sur la nature de cet exsudat : il nous paraît, en tous cas, difficile d'admettre l'opinion de Chassaignac, qui le considère comme l'analogue de l'exsudat couenneux de la diphtérie.

Ces dissidences s'accentuent lorsqu'il s'agit de déterminer le point de départ de la lésion. Retenez qu'il y a deux opinions en présence : la première, celle de Dupuytren et de Benjamin Brodie, place l'origine de l'anthrax dans les prolongements que le tissu cellulaire envoie à la face profonde du derme ; l'autre, qui a pour représentants Hunter et Rokitansky et qui est la plus acceptée, prétend, au contraire, en localiser l'origine à la face profonde de la peau. Dans ces derniers temps, on a même émis l'idée que le furoncle et l'anthrax seraient constitués par l'inflammation gangréneuse des glandes cutanées.

Quant à expliquer comment cette inflammation circonscrite affecte d'emblée la forme gangréneuse, est-ce, comme l'a prétendu Dupuytren, le fait de l'étranglement du tissu enflammé, trop à l'étroit dans les vacuoles de la face profonde du derme? N'est-il pas plus probable, ainsi qu'on l'enseigne aujourd'hui, que la mortification tient à l'oblitération des capillaires artériels des îlots envahis?

En tout état de choses, la cause première de ce processus inflammatoire et gangréneux nous échappe. On connaît même assez peu les causes secondaires.

Il est des anthrax dus à une irritation *locale*. Vous avez en ce moment, dans les salles, un porteur de charbon affecté d'anthrax à la nuque; cela s'explique. Vous avez vu chez un vieillard un anthrax du dos au siège même d'un vésicatoire qui avait été appliqué quelques semaines auparavant. Je me rappelle avoir vu survenir cette affection à la suite d'une injection hypodermique faite au voisinage de la colonne vertébrale, quoique l'instrument fût certainement propre.

Mais le plus souvent ces causes locales ne peuvent agir que si elles trouvent un terrain plus ou moins préparé par le délabrement de l'*état général*. Vous verrez l'anthrax affectionner d'une manière spéciale les organismes affaiblis par un travail excessif, par une mauvaise hygiène, les privations, la maladie. Il frappe surtout les deux époques de la vie où la résistance vitale est moindre, la vieillesse et l'enfance. Il manifeste aussi une prédilection marquée pour les constitutions minées par les excès, témoin le n° 20 de la salle des femmes adonné au genièvre et atteint d'alcoolisme. Vous le verrez encore compliquer la convalescence des fièvres typhoïdes, la broncho-pneumonie des vieillards comme chez le n° 9 de la salle Saint-Pierre; il marquera parfois la dernière période de l'albuminurie. Deux de nos malades étaient atteints l'un d'un eczéma fendillé des pieds, l'autre d'une otite externe suppurée.

Mais l'affection générale à laquelle il est le plus intimement lié, c'est le diabète sucré. Sous ce rapport, vous pourrez classer vos anthrax en trois groupes. Il en est pendant l'évolution desquels on ne constate jamais de sucre dans l'urine des malades; il en est d'autres qui s'accompagnent, ainsi que Prout et Wagner l'ont signalé, de glycosurie passagère. Mais la quantité de sucre excrété n'est jamais considérable, et elle disparaît avec la lésion chirurgicale elle-même. Plusieurs de nos malades (obs. IV et XIII) ont été dans ce cas. L'an prochain, lorsque les laboratoires d'analyse chimique annexés à la clinique seront installés et organisés, nous ferons sur ce point des recherches spéciales, afin de déterminer la marche de la glycosurie pendant l'évolution de l'anthrax et les rapports que cette complication affecte avec les diverses périodes de la maladie principale. Quelle que soit l'idée qu'on se fasse de l'apparition de la glycosurie, qu'on la fasse dépendre de l'anthrax ou qu'on la rattache à l'état constitutionnel qui a fait naître ce dernier, elle n'a pas, en général, dans les cas dont il est ici question, sur la marche de l'anthrax ni sur la santé générale l'influence pernicieuse du véritable diabète. Il est en effet un troisième groupe très dangereux, constitué par ce qu'on peut, à proprement parler, appeler l'*anthrax diabétique*, qui fait partie de ces accidents gangréneux du diabète sur lesquels Marchal de Calvi a le premier appelé l'attention. Lorsque l'anthrax se manifeste chez des diabétiques avérés, il n'y a pas à s'y méprendre. Mais il vous arrivera quelquefois, si vous n'y prenez garde, de méconnaître, au grand dommage du malade et de votre réputation, la nature de cette complication chez des individus qui avaient jusque-là les apparences de la santé, chez des malades gros, gras, grands mangeurs, quelquefois, pas toujours, un peu viveurs, et chez lesquels l'anthrax donne lieu à des accidents très graves. Si j'appelle spécialement votre attention sur ce point, c'est que, plusieurs fois, j'ai été à même, quelquefois trop tard malheureusement, de rectifier des diagnostics erronés et de modifier des traitements intempestifs. Voilà qui vous explique pourquoi, en présence de tout anthrax arrivant dans nos salles, vous me voyez rechercher avec soin tous les signes qui peuvent nous mettre sur la voie d'un diabète sucré latent, et surtout la présence du sucre dans les urines. Je vous l'ai dit bien souvent, Messieurs, tout s'enchaîne dans l'organisme ; les affections chirurgicales, quelles qu'elles soient, subissent l'action de l'état constitutionnel ou diathésique, et vous feriez très souvent de mauvaise chirurgie si vous n'étiez pas avant tout *des médecins*, si vous négligiez d'approfondir les lois de pathologie générale qui donnent la raison de ces manifestations anormales de l'activité vitale, et qui expliquent l'influence de l'état constitutionnel sur la marche des traumatismes accidentels.

Ces explications sur la nature et les causes de l'anthrax m'ont semblé nécessaires pour vous faire comprendre les principes qui me guident dans le traitement de cette affection.

Ne vous hâtez jamais de porter un jugement sur un traitement, avant de vous être enquis quelle peut être la marche naturelle de la maladie contre laquelle il est opposé. Cette marche naturelle, vous avez pu l'étudier chez la plupart de nos malades : car, n'étant pas partisan des débridements dans ce cas particulier, je n'ai jamais rien fait qui pût contrecarrer les efforts de la nature : je me suis borné à les favoriser, en prenant les mesures les plus opportunes pour empêcher toute complication. Vous avez vu chez nous des anthrax de toutes les dimensions, petits, moyens et gros ; aucun d'eux n'a entraîné la mort ; c'est là un point que je vous prie de ne pas perdre de vue dans cette discussion.

Je vous ai déjà bien des fois parlé des symptômes et du diagnostic de l'anthrax : je n'y reviendrai pas aujourd'hui.

Vous savez qu'il évolue en trois périodes : une première à laquelle on peut donner le nom de période *inflammatoire ;* une seconde, période d'*élimination du bourbillon ;* une troisième, période de *cicatrisation.*

Vous savez de plus qu'au point de vue de l'étendue du mal, on a admis deux classes : l'*anthrax furonculeux* et l'*anthrax vrai ;* le premier moins étendu que le second, s'ouvrant au dehors par quelques pertuis, tandis que le second s'accompagne habituellement de la mortification à son centre d'une portion plus ou moins considérable de la peau. S'il est vrai, Messieurs, que le premier ne soit le plus souvent, comme on l'a dit, qu'un gros furoncle, qu'un anthrax avorté, s'il est vrai encore que généralement il ne s'accompagne pas de réaction générale ou sympathique intense, n'allez pas croire que ce ne soit pas un véritable anthrax et qu'il soit complètement innocent. L'anthrax furonculeux a souvent occasionné la mort, lorsqu'il siège à la face ; et, pour ma part, je l'ai vu chez des diabétiques s'accompagner de complications formidables. Tenez-vous en à la classification des anthrax en petits, moyens et volumineux ; mais rappelez-vous en outre que la gravité de cette affection ne dépend pas exclusivement de son volume. Vous avez vu chez nous un anthrax de la paroi latérale du thorax, le seul pour lequel je sois intervenu par une opération chirurgicale, offrant des dimensions énormes chez un homme mal nourri et surmené ; vous en avez vu un autre occuper à la nuque, chez une femme, toute la région postérieure du cou ; jamais pourtant ces malades n'ont eu leurs jours sérieusement en danger.

Il y a une variété d'anthrax réputée très dangereuse, c'est l'anthrax qui siège à la face et spécialement à la lèvre. Il est d'autant plus nécessaire d'appeler votre attention sur ce point que souvent l'anthrax de la face affecte un volume peu considérable : parfois ses dimensions ne dépassent pas celles du furoncle. Retenez bien, Messieurs, qu'on peut mourir d'un furoncle de la lèvre.

La gravité de l'anthrax des lèvres et de la face avait, il y a environ vingt-cinq ans, frappé l'attention du chirurgien anglais Ludlow, qui l'avait décrit comme une variété de pustule maligne. C'est une erreur ; il se développe à la face des pustules malignes et des anthrax, mais ces deux affections restent distinctes l'une de l'autre, et si l'anthrax est plus grave à la face que dans les autres régions du corps, cela tient à des dispositions anatomiques spéciales. Reverdin a parfaitement étudié et démontré la cause de cette gravité particulière, déjà signalée par A. Desprès.

Les malades qui succombent sont emportés par une phlébite intra-crânienne, qui entraîne à sa suite la pyohémie et des accidents de méningo-encéphalite. Cette phlébite, qui a son point de départ dans l'anthrax, se propage d'ordinaire aux sinus par les veines de la face et la veine ophtalmique, plus rarement par les veines transversales et les jugulaires du cou.

J'ai observé jusqu'alors huit cas de furoncles ou d'anthrax furonculeux de la face. Vous en avez eu, au numéro 9 de la salle Saint-Pierre, un spécimen très marquant que je vous ai spécialement signalé : il occupait toute la lèvre supérieure.

L'interne du service a été atteint d'un furoncle de la lèvre supérieure, gros comme une noisette ; après s'être présenté avec un appareil fébrile intense et un gonflement œdémateux de la moitié gauche de la face jusqu'à la paupière inférieure qui n'avaient point laissé que de m'inspirer quelqu'inquiétude, ce furoncle a avorté sans même suppurer : tous les autres cas ont été observés dans ma pratique privée. Jusqu'alors je n'ai perdu aucun de ces blessés : et je crois que cela tient surtout au milieu dans lequel a porté mon observation et au traitement que je me suis fait une règle d'employer dès le début de la maladie.

Vous saurez que le développement de la phlébite en général, et des phlébites infectieuses en particulier, est extraordinairement favorisé par les influences nosocomiales et les causes d'irritation locale. Rien d'étonnant que les anthrax de la face soient plus graves dans les services hospitaliers que dans la pratique privée ; rien de surprenant non plus qu'un traitement qui rejette les incisions, les malaxations intempestives, les onguents irritants, et qui se borne à appliquer des émollients et des antiseptiques sur ces sortes de tumeurs soit rarement suivi d'accident (1).

(1) Depuis que ces lignes ont été écrites, nous avons eu l'occasion d'appliquer le

Du reste, si la phlébite est tant à craindre à la face et surtout aux lèvres, alors que l'anthrax est voisin de la muqueuse, en raison de la richesse vasculaire de ces régions, elle peut aussi compliquer l'anthrax qui siège partout ailleurs, elle peut donner lieu soit à des accidents pyohémiques, soit à des accidents d'embolie, et cela à toutes les périodes de la maladie. Je n'oublierai jamais l'histoire d'un chef d'escadron d'état-major que je vis mourir au début de mes études par suite d'embolie pulmonaire, en pleine convalescence d'un anthrax de la nuque.

Le malade peut encore succomber à des accidents d'infection putride et de fièvre hectique, à des phlegmasies diffuses du tissu cellulaire (phlegmon diffus), du système lymphatique (angéioleucite) ou de la peau (érysipèle). J'ai vu encore des hémorragies inquiétantes chez certains diabétiques. En un mot, ce n'est pas l'anthrax qui tue, ce sont les complications auxquelles il peut donner naissance. Si, par un traitement rationnel, vous arrivez à empêcher le développement de ces accidents, quelle que soit l'étendue de l'affection, quel que soit l'âge de vos malades, quel que soit même l'état constitutionnel, vous arriverez, le plus souvent, à les sauver. J'ai vu guérir d'un énorme anthrax du thorax un diabétique, qui est mort six mois après d'une hémorragie cérébrale.

Pour cela, sans méconnaître les succès obtenus par des chirurgiens qui suivent une autre pratique, je vous engage à renoncer aux incisions par l'instrument tranchant. Je vous le déclare, si jamais j'étais atteint d'un anthrax, je défendrais absolument l'emploi du bistouri sur ma personne.

Il fut un temps où j'eusse considéré ce que je viens de vous dire comme le témoignage d'un défaut d'expérience ou d'instruction, et comme une faute grossière la pratique à laquelle je me suis rallié :

même traitement à un anthrax furonculeux de la région sous-orbitaire chez un vieillard de 78 ans, atteint d'alcoolisme. Malgré des accès de *delirium tremens* qui se répétèrent pendant plusieurs nuits et nous forcèrent à employer la camisole de force, la marche de l'anthrax ne fut entravée par aucune complication locale. Les accidents alcooliques cédèrent à un régime tonique, à la potion de Todd et à l'extrait d'opium. (Salle Saint-Pierre, n° 11.) Les anthrax qui occupent toute l'épaisseur de la lèvre et confinent à la muqueuse, présentent des symptômes généraux plus graves que ceux des téguments de la face; cela tient, d'après A. Desprès, à la richesse vasculaire plus grande de la muqueuse et à la phlébite capillaire qui se développe presque fatalement et ne pardonne que rarement quand elle prend le caractère diffus (érysipèle veineux de Samson).

il faut être bien convaincu pour renoncer à des opinions longtemps professées et puisées dans l'enseignement de maîtres vénérés!

C'est Dupuytren qui avait mis en vogue la pratique des *incisions cruciales* : il avait pour but de faire cesser la douleur et de s'opposer à la gangrène en débridant les tissus enflammés par une incision cruciale dépassant en étendue et en profondeur la tumeur de l'anthrax et empiétant sur les tissus sains. Velpeau renchérit sur la pratique de Dupuytren : il pratiquait des *incisions étoilées*, des *incisions en tulipe.* J'ai vu employer cette pratique ; j'ai vu des malades mourir ; j'ai vu des dégâts énormes, une gangrène étendue de la peau et des cicatrices considérables. J'ai vu, d'autres fois, des anthrax ainsi traités à leur début, ne pas augmenter d'étendue. Mais pas n'est besoin de ce traitement pour que certains anthrax ne deviennent pas énormes. Beaucoup s'arrêtent d'eux-mêmes, et voilà pourquoi il y a de petits et de grands anthrax. Nous avons eu, au même moment, à la salle des femmes, deux malades affectées d'anthrax à la nuque : traitées toutes deux sans incision, elles ont toutes deux guéri; mais l'un de ces anthrax est resté d'un volume moyen, l'autre a pris d'énormes proportions. Si on avait incisé le premier, on aurait attribué à tort à l'incision le mérite d'avoir enrayé l'affection. Quand un anthrax se présente à vous à son début, vous ne pouvez pas savoir le développement qu'il prendra. Tous ne sont pas destinés à s'accroître incessamment en envahissant par poussées successives les îlots du tissu cellulaire qui avoisinent leurs points de départ.

Du reste, vous avez vu dans nos salles que des incisions multiples n'arrêtent pas toujours le développement de l'anthrax. Le numéro 9 de la salle Saint-Pierre est entré à Sainte-Eugénie pour un anthrax du thorax sur lequel on avait dispensé largement en ville les incisions étoilées, ce qui ne l'a pas empêché de s'étendre considérablement.

Il y a donc des chances pour que l'incision soit inutile ; elle peut être très dangereuse, parce qu'en intéressant, en même temps que le foyer mortifié, la peau et le tissu cellulaire enflammés du voisinage, elles divisent une quantité considérable de vaisseaux lymphatiques et veineux, elles ouvrent une voie à l'absorption des produits septiques résultant de la décomposition de l'escharre, et que, par suite, elles favorisent l'inflammation des veines, la phlébite et la thrombose, le développement de la septicémie et de la pyohémie.

Vous entendrez professer que les incisions ont le privilège de calmer la douleur. Je vous ferai d'abord observer qu'il existe sur ce point des différences considérables selon les sujets. Il en est, je ne l'ignore pas, qui accusent des douleurs atroces comparables à celles de l'étranglement du panaris, ou encore une cuisson insupportable, une sensation de brûlure telle que si un *charbon* rougi se trouvait appliqué *loco dolenti*. Mais, combien n'en est-il pas aussi qui, dans la première période de l'anthrax, celle qui est la plus douloureuse, continuent à vaquer à leurs occupations? Plusieurs de nos malades ne sont venus nous trouver qu'à l'époque où une abondante suppuration leur occasionnait à eux et aux autres des désagréments trop considérables.

D'ailleurs il n'est pas vrai que l'incision calme toujours la douleur. Sir Paget qui, dans une première période de sa carrière, a pratiqué les incisions, a suivi *la routine*, comme il le dit, prétend qu'elles n'ont cet effet que dans la moitié des cas, que plus rarement elles exaspèrent les souffrances, et souvent ne les diminuent pas.

Elles ont parfois un autre inconvénient lorsqu'on les pratique largement, selon les règles, sur le territoire voisin. Elles peuvent déterminer une abondante hémorragie, dangereuse pour certains malades affaiblis, nécessitant le tamponnement, la compression, et allant directement à l'encontre du but qu'on se propose.

Du reste, nous avons des moyens moins dangereux pour calmer les douleurs de nos blessés.

Est-ce à dire, Messieurs, que nous ayons fait le serment de ne jamais intervenir chirurgicalement dans la première période de l'anthrax, et que nous laisserions sans secours un malheureux *chez lequel des douleurs inouïes ou la propagation insolite d'un anthrax constitueraient un danger évident?* Vous nous avez vu intervenir dans un cas de ce genre, et nous avons eu à nous en louer pour l'instant : l'anthrax s'est arrêté, la douleur s'est calmée; mais la période de cicatrisation a été excessivement longue. Il s'agit de ce malade dont je vous ai parlé comme ayant subi en ville des incisions multiples. L'anthrax a continué sa marche envahissante, et chaque jour nous trouvions une exacerbation dans les douleurs et une tumeur plus étendue. Dans ces cas j'interviens. J'avais jusqu'alors, comme je vous l'ai dit au lit de ce malade, l'habitude de débrider avec le bistouri en ayant soin de cautériser immédiatement au fer rouge toute la surface intéressée. Je me suis servi cette fois du thermo-cautère (fig. 1) dont l'application est plus commode, moins effrayante, et, il m'a semblé, un peu moins douloureuse. Notre intervention a parfaitement rempli le but : à notre arrivée le lendemain au lit du malade, nous avons constaté un changement complet : la marche de l'anthrax arrêtée, les douleurs considérablement amoindries, la fièvre diminuée, la physionomie auparavant anxieuse du malade épanouie, tel est le tableau qui nous attendait. C'est là un exemple probant de la valeur du traitement de l'anthrax par le fer rouge préconisé autrefois par Boyer et, de notre temps, surtout par Follin et Valette de Lyon. Si je n'y ai pas plus souvent recours, c'est que moins rarement que ne semblent l'indiquer certaines descriptions théoriques l'anthrax se

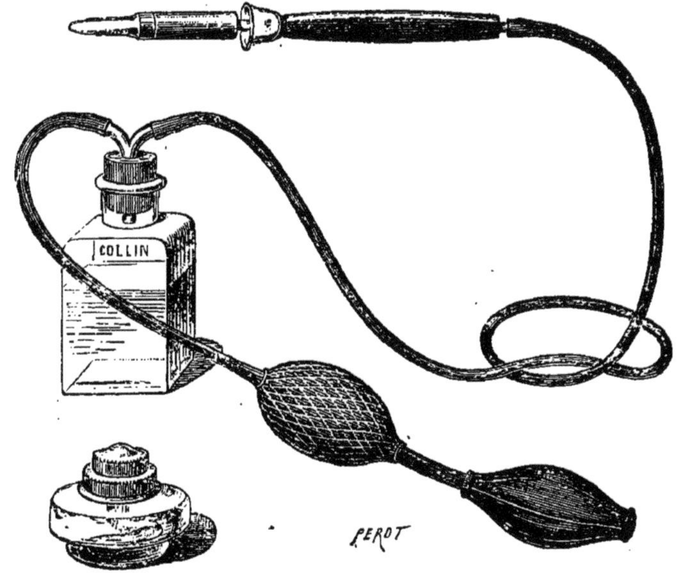

Fig. 1. Thermo-cautère de Paquelin.

circonscrit de lui-même dans des limites qui n'inspirent pas de crainte. A chaque fois que j'ai eu l'occasion de traiter un furoncle ou un anthrax de la lèvre, je me suis tenu prêt à intervenir de la même manière ; je n'y ai pas été forcé jusqu'à ce jour ; mais je n'hésiterais pas à le faire dans le cas où je verrais l'affection prendre une autre tournure que celle qu'il m'a été donné d'observer jusqu'alors, dans les cas où, au lieu d'un œdème mou, on voit survenir, avec un gonflement énorme de la face et des symptômes généraux graves, un empâtement dur et diffus qui est l'indice d'une inflammation de mauvaise nature des réseaux lymphatique et sanguin de la peau. En pareille occurrence, faites surveiller attentivement vos malades à l'hôpital, et, dans votre pratique de la ville, faites-vous prévenir à la moinde alerte : le temps est précieux, et l'intervention ne doit pas tarder.

Vous le voyez, je ne suis pas systématique, je m'efforce d'obéir aux indications; faites ainsi : vous n'aurez pas à le regretter.

Fidèle à ces principes, je reconnais un cas, heureusement exceptionnel, où l'on doit employer largement le bistouri; c'est lorsqu'un phlegmon diffus, à marche rapidement envahissante sur une étendue considérable, vient compliquer la maladie primitive, car je ne connais pas de méthode plus efficace pour arrêter la marche du phlegmon diffus. Mais je pratiquerais mes incisions à la périphérie du mal et sans les faire communiquer avec le foyer gangréneux de l'anthrax; j'aurais soin également de prendre pour ces incisions toutes les précautions antiseptiques nécessaires.

Tels sont les principes qui me guident dans le traitement de l'anthrax à la première période. Ne vous laissez pas effrayer par l'intensité des accidents généraux qui en forment quelquefois le cortège. Qu'une fièvre vive, l'insomnie, le délire même ne vous servent pas de prétexte à l'emploi du bistouri. Je vous recommande, pour ces cas, le chloral à la dose de deux à trois grammes : ce médicament est préférable à l'opium, dont l'action stupéfiante peut aggraver la prostration qui s'empare de quelques-uns des blessés; et je lui ai trouvé une influence remarquable sur la douleur et l'excitation cérébrale provoquée par la fièvre.

Du reste, Messieurs, les accidents que peut déterminer l'usage de l'instrument tranchant ne sont pas méconnus par tout le monde.

M. A. Guérin, voulant éviter la douleur des incisions cruciales de Dupuytren, les cicatrices qu'elles laissent après elles, l'érysipèle ou l'infection purulente dont elles sont *souvent* le point de départ, a proposé l'*incision cruciale sous-cutanée*, qu'il opère de la façon suivante :

« Plongeant au centre de l'anthrax la lame étroite d'un bistouri droit, je l'insinue aussitôt à plat sous la peau jusqu'au delà de la partie tuméfiée, et quand j'ai dépassé cette limite, dirigeant le tranchant du bistouri vers les parties profondes, j'incise de dehors en dedans jusqu'à ce que j'aie éprouvé la sensation d'une résistance vaincue. Cette première incision ne représentant qu'un rayon de la surface enflammée, j'en pratique trois autres semblables qui viennent converger avec elle au point par lequel j'ai introduit le bistouri.

» Cette petite opération n'offre jamais de grandes difficultés; elle est surtout facile quand déjà la peau, commençant à se mortifier, livre passage au bistouri sans qu'on ait à l'inciser.

» La mortification commençant au centre de l'anthrax, c'est en cet endroit qu'il est indiqué d'introduire le bistouri. C'est encore en ce point que je le fais pénétrer, quand la peau est à peu près saine, parce qu'en opérant ainsi on n'a besoin que d'une ponction, tandis qu'il en faudrait plusieurs, si l'instrument pénétrait par la périphérie de la tumeur. »

M. A. Guérin affirme avoir pratiqué l'opération sur un grand nombre de malades avec succès et sans les inconvénients de l'incision de Dupuytren.

Je n'ai, pour ma part, aucune objection à faire à une méthode que je n'ai pas employée et que j'ai vu récemment préconisée dans la *Gazette des Hôpitaux*, (numéro du 6 août 1878), par un maître éminent, M. Gosselin. Mais l'affirmation du maître ne suffit pas; ce sont les observations et les faits qui imposent la croyance. Et, en l'absence de toute statistique, je me tiens en méfiance, lorsque je vois un chirurgien aussi autorisé que sir Paget condamner cette méthode après l'avoir expérimentée lui-même. Il me semble, d'ailleurs, bien difficile, quelque précaution que l'on prenne, de n'intéresser aucun vaisseau soit de la peau, soit du tissu cellulaire voisin de la masse bourbillonneuse, et, je vous le répète, c'est là ce qu'il importe essentiellement d'éviter, pour se mettre à l'abri de l'érysipèle et des lymphangites.

Les incisions multiples, à ciel ouvert ou sous-cutanées, ne sont pas les seules méthodes auxquelles ait donné naissance l'emploi de l'instrument tranchant. Lallement cernait l'anthrax d'une profonde *incision circulaire;* M. Broca en pratique l'*extirpation* comme il ferait d'une tumeur cancéreuse.

Je ne vous parlerai pas aujourd'hui de ces modes de traitement; je n'ai pas la prétention, et ce n'est pas le lieu dans un amphithéâtre de clinique, de vous faire l'historique de tout ce qui peut être opposé à l'anthrax; il me suffit pour le moment de signaler plus spécialement à votre attention les méthodes qui prêtent le plus à la comparaison avec ce que nous pratiquons dans le service.

Si vous êtes appelés à la seconde période de l'anthrax, ce qui n'est pas rare dans la classe ouvrière, les accidents à combattre ne sont plus tout à fait les mêmes. L'escharre commence à se détacher, le travail éliminateur et la suppuration qui l'accompagnent forcément font surgir de nouvelles indications.

Vous trouverez parfois la tumeur criblée de pertuis peu considérables, par lesquels s'échappe le pus et d'où émergent quelques filaments de tissu cellulaire mortifié. Rares en certains cas, ces orifices sont, dans d'autres, assez nombreux (huit, dix et plus) pour donner à l'anthrax une physionomie qui l'a fait comparer à une pomme d'arrosoir.

Souvent aussi vous ne trouverez qu'une ouverture centrale : elle peut résulter de la disparition par ulcération ou par gangrène des ponts de peau qui séparent les orifices plus ou moins minuscules dont je viens de vous parler, ou succéder à l'élimination d'une escharre centrale, dont la coloration noire a longtemps contribué à perpétuer la confusion que je vous ai signalée entre l'anthrax et le charbon.

Cette période, qui n'est pas très longue, puisqu'en général il suffit de douze à quinze jours pour l'élimination du bourbillon, peut-elle être abrégée par le chirurgien? Ici encore, Messieurs, méfiez-vous des idées préconçues : j'ai vu le bourbillon de l'anthrax s'éliminer aussi rapidement que celui du furoncle : je l'ai vu, d'autres fois, lorsqu'il s'étend jusqu'à l'aponévrose, demander plus de trois semaines pour se détacher. Mais le chirurgien ne peut pas plus activer la séparation qui doit se faire naturellement dans ces cas entre le mort et le vif qu'il ne lui est possible d'accélérer la séparation du séquestre d'un os nécrosé : c'est la nature qui se charge de ce soin, et elle y met le temps nécessaire, selon l'âge du malade, le siège, l'étendue et la profondeur de l'affection. Aussi, gardez-vous bien de ces tractions intempestives, qui, sous prétexte de hâter la séparation de l'escharre, ne servent qu'à infliger au blessé des douleurs inutiles, ou qui déterminent de petites ruptures vasculaires parfois excessivement dangereuses, parce que ce sont des voies ouvertes à l'absorption de principes septiques. Lorsque les masses bourbillonneuses résistent à des tractions douces, contentez-vous de les réséquer avec les ciseaux, ainsi que vous m'avez vu bien souvent le faire.

Ce qui vous importe avant tout, c'est de prévenir la rétention et la décomposition des matières purulentes et du tissu mortifié. Rien n'est, en général, plus facile. Vous évacuerez le pus au moyen de douces pressions exercées sur la base de la tumeur, à la périphérie et sur toute l'étendue du décollement de la peau. Vous en préviendrez la putridité au moyen de lavages antiseptiques journaliers que vous pratiquerez dans l'intérieur du foyer avec un mélange d'eau et d'alcool phéniqués au centième.

Mais surtout que jamais vos plaies ne soient exposées à l'action nuisible de l'air des salles sans que les pulvérisations phéniquées ne viennent en annihiler l'influence. J'ai eu, pour ma part, assez de peine à obtenir des blessés, qui ont l'usage de leurs mains, qu'ils ne défissent pas leurs pansements avant que nous fussions arrivés à leurs lits.

Et, comme agent protecteur, laissez alors de côté les cataplasmes, que vous remplacerez par l'ouate phéniquée en usage dans le service. Vous savez assez comment nous pansons les plaies, en nous inspirant des découvertes de Tyndall, de Pasteur et de Lister. Mais rappelez-vous bien, encore une fois, la nécessité qui s'impose au chirurgien prudent d'éviter les pressions brutales, les tractions brusques, les malaxations intempestives.

Vous n'auriez recours au bistouri que si, par hasard, il se formait un abcès de voisinage qui ne pût se vider par le foyer de l'anthrax.

Vous avez pu voir, Messieurs, dans la série qui a passé sous vos yeux, combien, grâce à l'application de ces principes, les plaies consécutives à l'ouverture des anthrax sont propres et indemnes de douleur et d'inflammation. J'ai vu, par contre, l'angéioleucite se produire sous l'action irritante de résidus desséchés des cataplasmes sur les lèvres de ces sortes de plaies. Le pansement phéniqué vous met à l'abri de cet accident.

Rappelez-vous le numéro 20 de la salle des femmes : on voyait au fond du foyer les muscles du cou à nu et disséqués : et nous étions frappés, tant les choses se passaient paisiblement, de l'insouciance, de l'indifférence même avec laquelle la malade, une fois pansée, traitait son affection.

Enfin, voilà l'escharre tombée. La période de cicatrisation commence; mais tout danger n'a pas disparu, témoin le cas de mort que je vous ai rappelé au commencement de cette leçon.

Le rôle du chirurgien consiste, à ce moment, à favoriser l'adhésion de la face profonde de la peau aux parois du foyer. Cette adhésion est souvent préparée, du reste, par le développement de bourgeons charnus très vivaces sur les surfaces à mettre en contact. Vous rapprocherez les lèvres de la plaie dans le sens le plus favorable, et vous appliquerez une cuirasse de bandelettes de diachylon, d'après les règles du pansement de Chassaignac; mais ne recourez à ce moyen que lorsque tout le bourbillon se sera détaché ; si quelques parcelles de ce tissu mortifié se trouvaient enfermées, elles joueraient le rôle de corps étrangers et amèneraient un redoublement d'inflammation et de suppuration. Cette cuirasse n'empêche pas l'application du pansement phéniqué : il faut établir une douce compression, et immobiliser le mieux possible la partie malade. Rappelez-vous, Messieurs, combien est relativement étroit l'orifice du foyer d'un anthrax, même volumineux, lorsqu'on n'a pas été forcé de faire d'incision sur la tumeur. Je vous ai fait voir les différences des stigmates que laissent les deux méthodes, en comparant avec vous les cicatrices d'anthrax de même étendue sur les malades traités dans le service avec ou sans incisions. Vous avez, avec moi, constaté que, dans ce dernier cas, la période de cicatrisation qui, des trois, est la plus longue, se trouve un peu diminuée, et la cicatrice beaucoup moins étendue.

L'idée de traiter l'anthrax sans incisions ne m'appartient pas. Cette méthode avait été formellement préconisée pour tous les cas par Nélaton qui, s'il faut en croire A. Guérin, serait revenu à d'autres idées sur la fin de sa carrière. J'ai entendu M. Gosselin professer l'inutilité et le danger de l'incision des anthrax. M. A. Desprès s'en est déclaré l'adversaire résolu, et il a donné une statistique des cas traités sans incision dans son service à l'hôpital Cochin, en 1872, 1873, 1874, 1875 et 1876; ils sont au nombre de 32 : je note 28 guérisons et 4 morts. Dans cette dernière catégorie se trouvent un anthrax diabétique et un anthrax de la lèvre. Ces résultats sont favorables, eu égard surtout au milieu.

En Angleterre, cette méthode de traitement tend à devenir générale. Sir James Paget professe que l'anthrax doit être traité, le plus souvent, sans médicaments, sans chirurgie active, sans incisions ni rien de ce genre, et il attribue à la désuétude de la coutume des incisions la diminution actuelle de la mortalité de l'anthrax.

Pour les cas où l'affection paraît tendre à un envahissement considérable, on pourrait essayer, lorsque la configuration des parties le permet, le traitement conseillé par un autre chirurgien anglais, M. Collis, dans le *Dublin quarterly Journal*, je veux dire la compression des parties périphériques de l'anthrax au moyen de deux plaques de diachylon, taillées en équerre et appliquées en regard l'une de l'autre de chaque côté de la tumeur, de manière à ce que les chefs opposés des bandes puissent se croiser. On serre des deux côtés, et la compression qui s'exerce de la périphérie vers le centre de la tumeur peut, à ce qu'il paraît, en enrayer le développement.

Tel est, Messieurs, le traitement local qui me paraît le plus propre à combattre avec succès et le mal lui-même et les influences nosocomiales qui peuvent l'aggraver.

Céla ne suffit pas toujours, car des indications peuvent surgir et des réactions produites sur l'organisme tout entier et des accidents spéciaux auxquels peut donner naissance l'état constitutionnel ou diathésique des blessés.

Dans nombre de cas, l'institution d'un traitement général n'aura pas de raison d'être. Pour les anthrax de moyen volume, par exemple, sans réaction intense, si le malade a conservé l'appétit, vous pouvez sans inconvénient lui donner deux et même trois portions du régime ordinaire pendant toute la cure. Basez vos déterminations sur l'appétit de vos malades; il est le régulateur fidèle du régime que vous devez leur imposer. Si la faim manque, ne les forcez pas à prendre outre mesure. Quelques évacuants peuvent être utiles, quand il existe un état saburral prononcé des premières voies; ils peuvent servir aussi à éliminer ce quelque chose de septique qui existe incontestablement dans un certain nombre de cas.

Si quelques toniques sont indiqués pour les individus débilités, les vieillards atones, n'en inférez pas comme règle générale, qu'il faille saturer vos malades de vin, de quinquina, de quinine, etc. Vous donnerez souvent la demi-portion de vin; s'il y a menace de prostration, vous y ajouterez une potion avec quelques grammes d'extrait de quinquina; bref, vous saisirez les indications. Vous m'avez vu chez une alcoolique, ajouter à cela une potion de Todd avec 60 gr. de cognac et une bouteille de vin par jour, et c'est grâce à ce traitement alcoolique combiné avec l'emploi du chloral, que nous avons pu combattre l'insomnie, le délire, et conserver les forces de la malade pour subvenir à l'élimination et à la réparation d'un vaste anthrax de la nuque.

Si vous avez affaire à des diabétiques, vous aurez recours aux alcalins, au bordeaux, au bouillon, à la viande crue, au pain de gluten, en un mot, au traitement interne du diabète sucré.

Pénétrez-vous de ces idées : il faut, dès le début et surtout dès que les escharres du derme se forment, prendre toutes les précautions chirurgicales que je vous ai indiquées; car si je vous conseille en présence d'un anthrax de laisser votre bistouri dans votre trousse, cela ne veut pas dire, sachez-le bien, qu'il faille vous croiser les bras ou passer sans souci près du lit de votre malade.

Statistique des anthrax traités dans le service de M. Faucon, du 1er juillet 1877 au 15 aout 1878.

a — *Anthrax traités par l'incision cruciale* (1).

1. S.... Anne, 60 ans, petit anthrax de la nuque. Pas de sucre. Entrée le 30 juin, sortie en voie de guérison le 12 juillet. Salle Saint-Jean, 6.

2. V.... Michel, 44 ans, anthrax du dos au niveau de l'épine de l'omoplate; d'un volume assez considérable. Pas de sucre. Entré le 19 septembre, sorti le 17 novembre. Salle Saint-Henri, 3.

b — *Anthrax traité par des incisions étoilées et le thermo-cautère.*

3. D.... Charles, 64 ans, anthrax de la partie inférieure du thorax à droite. Incisions multiples faites en ville quelques jours avant l'admission à l'hôpital. Le 25 juillet, l'anthrax a dix centimètres de longueur sur 5 de hauteur. Le 29, il atteint 19 centimètres de longueur. Incisions multiples par le thermo-cautère, une longitudinale, plusieurs perpendiculaires. Pas de sucre. Cicatrisation complète, 27 septembre; sorti le 1er octobre. Rentré le 10 pour inflammation de la cicatrice, sorti le 18. Salles Saint-Pierre, 9, et Saint-Paul, 3.

c — *Anthrax traités sans incisions.*

4. L.... Jean, 43 ans, anthrax du genou gauche en suppuration, volume moyen. Entré le 10 juillet, sorti le 24. Le 11, traces sensibles de sucre; le 20, disparition du sucre. Salle Saint-Pierre, 17.

5. R.... Paul, 55 ans, anthrax de la lèvre supérieure à la période de suppuration. Pas de sucre. Entré le 28 août, sorti guéri le 7 septembre. Salle Saint-Pierre, 7.

6. F.... Albert, anthrax du genou droit de petit volume. Pas de sucre. Début, 18 jours. Entré le 8 octobre, sorti guéri le 13. Salle Saint-Pierre, 3.

(1) Ces deux anthrax ont été traités, en l'absence de M. Faucon, par des collègues qui le suppléaient.

7. B.... Jacques, 55 ans, anthrax de la nuque de volume moyen. Pas de sucre. Entré le 10 septembre, guéri le 10 octobre. Reste à l'hôpital jusqu'au 2 novembre, pour se faire soigner d'un eczéma fendillé des pieds. Salle Saint-Henri, 3.

8. M.... Henri, 53 ans, anthrax à la nuque, longueur 9 centimètres, hauteur 8 centimètres. Pas de sucre. Début, 12 jours. Entré le 6 décembre, guéri le 24. Reste à l'hôpital jusqu'au 18 janvier pour une otite externe suppurée. Salle Saint-Pierre, 6.

9. D.... Mathurin, 66 ans, anthrax de la région sous-épineuse droite. Broncho-pneumonie antérieure. Largeur 14 centimètres, hauteur 11 centimètres. Pas de sucre. Entré le 4 janvier avec une escharre gangréneuse centrale, sorti guéri le 8 mars. Salle Saint-Pierre, 9.

10. V.... Louis, 55 ans, anthrax furonculeux du bord interne du pied gauche. Pas de sucre. Entré le 26 décembre, sorti guéri le 16 janvier. Salle Saint-Pierre, 20.

11. Th.... Auguste, 21 ans, *furoncle de la face* (joue droite), furoncles multiples de la région thoracique, abcès du sein droit. Entré le 10 octobre 1877, sorti guéri le 26. Salle Saint-Pierre, 18.

12. H.... Blondine, 71 ans, anthrax de la nuque, en suppuration, volume moyen. Pas de sucre. Entrée le 23 juillet, sortie le 14 août. Salle Saint-Augustin, 17.

13. D.... Jeannette, 49 ans, anthrax de la nuque, occupant *toute* la région. Glycosurie passagère, mais très accentuée. Entrée le 9 juillet; l'anthrax est complètement cicatrisé le 16 octobre. Salle Saint-Augustin, 20.

II

Plaies par armes à feu :
1° Broiement de la main par l'éclat d'un canon de fusil. — Amputation de l'avant-bras.
2° Coup de revolver dans le conduit auditif.

Messieurs,

Les plaies par armes à feu ne sont pas fréquentes dans la pratique civile ; pourtant vous serez de temps à autre appelés à en soigner quelque cas ; il peut se faire d'autre part que plusieurs d'entre vous se destinent plus tard à la médecine militaire ou deviennent les auxiliaires des chirurgiens des armées. A ce titre, ne laissez jamais passer une occasion d'étudier avec soin les rares spécimens de ces sortes de blessures qui passeront sous vos yeux : je vais aujourd'hui vous dire quelques mots de deux cas qui se trouvent actuellement dans nos salles.

Au n° 5 de la salle Saint-Paul est couché un jeune homme de vingt-huit ans, que nous avons été forcé d'amputer d'urgence dans l'après-midi du 18 décembre ; les pièces que vous apercevez sur cette table lui ont appartenu.

Il s'amusait, dans la ferme où il est domestique, à tirer des moineaux avec un vieux fusil à un coup. Après plusieurs décharges, et sans avoir, d'après ce qu'il nous a raconté, employé plus de poudre que d'habitude ou commis quelqu'imprudence dans le chargement de l'arme, le canon lui éclata dans la main gauche au moment où il tirait.

L'accident eut lieu à dix heures du matin ; il se produisit une hémorragie abondante, et le blessé fut transporté à Lille à l'hôpital Sainte-Eugénie, où il arriva vers deux heures de l'après-midi sans avoir reçu aucun soin. L'hémorragie persistait, et le blessé, au moment où on le descendit de voiture, eut une syncope légère.

Les internes de l'hôpital pratiquèrent la compression digitale des deux artères de l'avant-bras, jusqu'à mon arrivée à quatre heures du soir.

La main était complètement broyée. Toutes les parties molles de la partie moyenne de la paume étaient dilacérées ; on voyait pendre des bouts de nerfs et de tendons; on trouvait les muscles réduits en une sorte de pulpe noirâtre; les arcades artérielles rompues ; tout cela recouvert ou infiltré de caillots ou d'une bouillie sanguine; la peau seule avait résisté; elle pendait sous la forme d'un lambeau palmaire détaché des parties molles sous-jacentes jusqu'au niveau de la racine des doigts et circonscrit latéralement par deux longues déchirures longeant le thénar et l'hypothénar.

Les muscles de l'éminence thénar étaient déchirés, et on apercevait au fond de la plaie, dans tout son trajet palmaire, le tendon du long fléchisseur propre du pouce.

L'annulaire avait été arraché, et le médius complètement dépouillé de sa peau et de ses tendons.

En arrière, on trouvait une large déchirure qui partait de la racine de l'index, et aboutissait à la partie supérieure et interne du carpe.

La main était triplée de volume, et par suite de l'éclatement qui, portant son maximum d'action sur la partie moyenne, avait refoulé les parties latérales, elle était notablement plus large que celle du côté sain.

Les lésions osseuses étaient nombreuses et variées. La seconde rangée du carpe était disjointe de la première, et la cause vulnérante avait en même temps arraché une portion de la face antérieure de chacun de ces os, qu'on ne trouvait plus, hormis celle qui appartient au trapézoïde et qui était restée attachée au scaphoïde. L'articulation du poignet s'apercevait en partie à nu, mais n'était pas ouverte.

Le deuxième métacarpien était brisé en fragments multiples, qui ne tenaient plus à la main que par quelques adhérences fibreuses. Les trois quarts inférieurs du quatrième avaient été arrachés avec l'annulaire ; l'articulation du trapèze avec le reste du carpe était largement ouverte.

La sensibilité était abolie sur toute la main, à l'exception de la portion de peau correspondant à l'éminence thénar et au pouce, où le blessé conservait un peu de sentiment. L'index et le petit doigt présentaient des phlyctènes remplies d'un sang noir : la main était froide et sans vie. Quand, en nettoyant la plaie, on touchait les extrémités déchirées du bout central des nerfs, le blessé accusait une violente douleur.

Je crus devoir pratiquer immédiatement l'amputation de l'avant-bras à la partie inférieure.

Les broiements de la main produits par l'éclatement d'un canon de fusil s'observent dans des circonstances diverses : le hasard m'ayant fait rencontrer un certain nombre de ces cas dans ces dernières années, je vais vous exposer le résultat de mon expérience sur ce point.

Le plus souvent, l'accident est occasionné par de vieux fusils dont la culasse, affaiblie par l'usage et corrodée par la rouille, ne peut supporter la pression qui résulte de la déflagration de la poudre : souvent ils sont chargés de vieille date, et leur lumière est plus ou moins obstruée par des corps étrangers, de la paille, des toiles d'araignée, etc. ; ou bien on y a glissé par mégarde une double charge de poudre.

Dans une circonstance, j'ai vu l'accident se produire à la chasse par le fait d'un fusil en apparence solide, mais dont le canon était obturé par de la terre et du sable.

On a encore signalé des broiements de la main, déterminés par l'éclatement de ces petits canons que l'on donne comme jouets aux enfants.

Il arrive parfois que la main ne se trouve pas lésée lorsqu'au moment de l'éclatement elle n'embrasse pas le canon ; j'en ai vu un exemple chez un de mes clients à Amiens. La portion projetée de la culasse était venue frapper la région orbitaire à sa partie externe, où elle n'avait déterminé qu'une blessure insignifiante. D'autres fois encore les parties molles seules sont intéressées : j'en ai observé un exemple.

Ces variétés de plaies par armes à feu ne sont pas excessivement rares à la campagne, et si les auteurs qui ont traité de la chirurgie d'armée paraissent les avoir négligées, c'est que sans doute ils ont consigné les résultats d'une expérience acquise sur les champs de bataille et dans les camps où ces sortes de plaies s'observent rarement, en raison du bon état des armes et des règles méthodiques qui président à leur chargement.

Les dégâts ne sont pas toujours aussi étendus que sur la pièce que je vous présente. Il n'y a souvent d'endommagé que l'un des bords ou l'une des moitiés de la main. J'ai remarqué que ces broiements circonscrits étaient le plus souvent le fait de fusils de chasse à deux coups ; le canon qui n'éclate pas protège les parties de la main avec lesquelles il est en rapport. Dans le cas où comme chez notre blessé l'accident est dû à l'éclatement d'un fusil à un coup, souvent le traumatisme s'étend à toute la main, tout en exerçant plus de dégâts dans la partie moyenne. Une fois pourtant j'ai vu une plaie circonscrite à l'éminence thénar ; mais le canon du fusil simple n'avait cédé que sur l'une de ses parois latérales.

La blessure n'intéresse quelquefois que la face palmaire, d'autres fois elle s'étend également à la face dorsale.

Ces plaies sont en général au premier aspect des plaies à lambeaux : ces lambeaux sont formés par la peau dont l'élasticité lui permet de céder, sans être broyée, à l'explosion des gaz ; pourtant il arrive parfois que les éclats emportent avec eux des morceaux du tégument.

Très souvent la plaie est noirâtre, ce qui est dû à l'abandon des résidus de la poudre ou de ses produits gazeux ; on la voit même parfois, lorsque la poudre est de médiocre qualité, parsemée de grains qui ne se sont pas enflammés ; ces derniers peuvent aussi incruster la peau.

Les parties molles sont contuses, dilacérées, broyées, réduites en pulpe. Chez notre blessé, c'était un vrai hâchis ; souvent elles sont infiltrées de caillots sanguins, et quand ces derniers ont été enlevés, on découvre les tendons et les nerfs arrachés, rarement les vaisseaux ; les métacarpiens fracturés, parfois réduits en esquilles, souvent aussi détachés et même luxés du carpe ; les articulations carpiennes et métacarpo-carpiennes ouvertes. Il arrive, comme chez notre sujet, que les os du carpe présentent à leur face antérieure des fractures par arrachement ; des esquilles adhérentes ou non se montrent dans le métacarpe et le carpe.

Notre blessé vous présente la plupart des lésions que les doigts peuvent subir. Il en est qui sont arrachés soit en totalité, soit en partie ; parfois ils sont complètement dépouillés de leurs parties molles, y compris même les tendons ; ceux qui ont le moins souffert présentent des plaies contuses que compliquent des fractures ou des luxations des phalanges.

La gangrène est trop souvent le résultat de pareilles violences ; les parties contuses sont alors directement frappées de mort ; les doigts qui n'ont pas été atteints peuvent être sphacélés, comme dans le cas actuel, par la destruction de leurs vaisseaux et de leurs nerfs.

On reconnaît le sphacèle des doigts au refroidissement, à l'insensibilité, à la pâleur, à la présence des phlyctènes, etc. La gangrène peut rester superficielle, limitée; elle peut s'étendre à la totalité ou la plus grande partie de la main.

Vous avez pu voir que si sur certains points ces plaies sont remarquablement insensibles, il en est d'autres où le lavage est excessivement douloureux ; ce sont les points où les extrémités des bouts centraux des nerfs déchirés sont touchés par les pièces qui servent au nettoyage.

Il arrive parfois qu'il n'y a pas d'hémorragie abondante au moment de l'accident; mais ne vous en rapportez pas au préjugé qui veut que les plaies par armes à feu ne s'accompagnent pas d'hémorragie primitive; c'est là une erreur absolue : souvent les blessés perdent de grandes quantités de sang; c'est ainsi que la chose s'est passée chez notre blessé. La voiture qui a servi à son transport était pleine de sang; les internes de l'hôpital ont eu la sage précaution d'établir la compression pendant les quelques heures qui ont précédé mon arrivée : ils ont assurément sauvé la vie du malade. Car si parfois ces hémorragies abondantes du début s'arrêtent sous diverses influences et spécialement par l'effet d'une syncope, souvent aussi elles peuvent persister et entraîner la mort.

Si j'ai pratiqué l'amputation, c'est qu'il m'était impossible de prendre un autre parti. Vous savez, Messieurs, combien je suis conservateur : vous m'avez vu rejeter l'amputation pour des fractures de jambe compliquées de plaie ; vous voyez tous les jours dans nos salles un blessé qui est arrivé presqu'à la guérison, et chez lequel j'ai trouvé en prenant le service une arthrite suppurée du genou consécutive à un traumatisme, et compliquée plus tard d'un phlegmon profond du jarret et du mollet passé également à suppuration; vous ne m'avez pas vu jusqu'alors dans les plaies par engrenage, qui sont assez fréquentes dans cet hôpital, employer de moyens radicaux : je me borne à régulariser les plaies et à enlever ce qui me paraît absolument ne pouvoir être conservé : le plus souvent je ne pratique aucune opération, je me contente d'appliquer un pansement approprié.

Dans les cas de blessures par armes à feu, je tiens comme excellent et consacré par l'expérience le précepte que le baron J. D. Larrey énonçait en ces termes :

« Dans le désordre qui survient à la main par suite de coups de feu,
» il faut bien avoir l'attention de conserver, autant que l'état des parties
» lésées le permet, les doigts ou les portions de doigts ou de la main
» qui peuvent être utiles aux besoins de l'individu; ainsi ceux qui
» bordent les côtés de ce membre sont plus nécessaires que ceux qui
» en occupent le centre.... Dans un grand nombre de circonstances, il
» nous est arrivé de ne pouvoir conserver que le pouce seul, ou le
» pouce et le petit doigt, ou les deux ou trois derniers doigts d'une
» main; mais ce sont des crochets extrêmement utiles au blessé. »

Je ne suis pourtant pas partisan absolu de la règle suivante que j'ai parfois entendu émettre par certains chirurgiens : que dans les dégâts de la main, alors qu'on n'est pas forcé à l'amputation du poignet ou de l'avant-bras, il faut s'abstenir de réséquer ou d'amputer les métacarpiens; qu'on doit laisser à la nature le soin d'éliminer les extrémités osseuses par la nécrose et la suppuration, afin d'éviter l'ouverture par le bistouri des gaînes tendineuses de la main et les inflammations phlegmoneuses profondes qu'elle occasionne si souvent.

Vous pourrez suivre ces préceptes, Messieurs, dans des salles infectées ou dans les conditions défavorables que présentent trop souvent les armées en campagne; mais dans les villages, où la plupart des opérations réussissent sans accident, en ville dans des appartements salubres, dans un hôpital sain comme l'est celui-ci, avec un pansement qui fait ses preuves depuis dix-huit mois sous vos yeux, enfin, toutes les fois que vous vous trouverez dans de bonnes conditions d'hygiène et que vous aurez à votre disposition un pansement auquel vous pourrez avoir justement confiance, lorsqu'une amputation ou une résection pratiquée dans la plaie ou à son voisinage pourra vous permettre de conserver une portion utile de la main, vous serez autorisés à y avoir recours.

Dans le cas actuel, après avoir minutieusement exploré la plaie, la sensibilité et les chances de vie de chaque partie, je me suis décidé à l'amputation. J'aurais bien voulu conserver ne fût-ce que le pouce : mais la déchirure des muscles du thénar et la dilacération de leurs insertions carpo-métacarpiennes, la dénudation du tendon du fléchisseur, l'arrachement de l'articulation du trapèze au carpe, la dilacération des arcades palmaires superficielle et profonde, la diminution de la sensibilité et le refroidissement du pouce, précurseurs de la gangrène, m'en démontrèrent l'impossibilité.

J'ai donc amputé, et j'ai amputé *sur l'heure*, sans remettre au lendemain pour pratiquer l'opération en votre présence, comme je le fais d'ordinaire lorsque l'intervention n'est pas urgente.

Veuillez, je vous prie, Messieurs, apporter toute votre attention sur cette question du moment où l'on doit pratiquer l'amputation qui paraît indiquée après les *lésions traumatiques ;* c'est une des plus importantes dans l'histoire des fracas des os, quelle que soit la cause qui les produise.

On a de tout temps divisé les amputations en deux classes : celles qui sont pratiquées immédiatement ou peu de temps après la blessure ; celles qui sont faites alors qu'une période plus ou moins longue s'est écoulée depuis l'accident. On a donné aux premières les noms de *primitives*, *immédiates ;* les secondes ont été désignées sous les termes de *consécutives*, *secondaires*, *médiates*, *différées*, *retardées*, *tardives*, *ultérieures*, etc. : ces dénominations variées ne sont pas sans influence sur les assertions contradictoires émises par des chirurgiens d'égal mérite. Il faut, sur ce point comme sur tout autre, commencer par bien s'entendre sur la signification des termes et pour cela prendre un point de repère essentiel, qui délimite les périodes, par lesquelles passe une blessure, aussi mathématiquement, si je puis parler ainsi, qu'il est possible de le faire pour les opérations de la vie. Ce point de repère, c'est la réaction générale qui s'empare de l'organisme à la suite des lésions traumatiques graves et qui se traduit par la fièvre. Voilà le phénomène pathologique, facilement appréciable à nos divers moyens d'explorations, sur lequel je vous propose de baser la classification des amputations, comme je l'ai vu faire par mon maître M. le professeur Legouest dans les cours de *chirurgie d'armée* qu'il professait au Val-de-Grâce.

Pour M. Legouest, c'est « l'apparition de la fièvre et des phé- » nomènes inflammatoires, qui signale l'entrée du blessé dans une » phase et dans des conditions absolument nouvelles. » (Legouest, *Traité de chirurgie d'armée*, 2e édition, Paris 1872, page 543.) Ce chirurgien distingué désigne sous le nom d'amputation *immédiate* celle qui est pratiquée avant le développement de la fièvre et des phénomènes inflammatoires : or ces accidents peuvent prendre naissance quelques heures ou seulement plusieurs jours après la blessure. Il donne le nom d'amputation *médiate* à l'opération pratiquée pendant la période inflammatoire ; celui d'amputation *ultérieure* à celle qui est faite après cette période, alors que la lésion est pour ainsi dire devenue locale.

Ce point établi, vous aurez beaucoup plus de chances de sauver un blessé à qui vous amputerez l'avant-bras en pratiquant, comme je l'ai fait, une amputation immédiate, c'est-à-dire en opérant à une époque la plus rapprochée possible de celle du traumatisme. Il n'y a d'exception à cette règle que pour les cas rares où il se produit des phénomènes d'excitation générale et de délire traumatique ou de stupeur consécutive à un ébranlement considérable du système nerveux central : vous devriez, en pareil cas, attendre quelques heures et calmer au préalable ces accidents par un traitement approprié.

Il me reste à vous donner quelques mots d'explication sur le choix que j'ai fait du siège de l'amputation.

J'avais à choisir entre la désarticulation du poignet et l'amputation de l'avant-bras. Règle générale, lorsqu'il n'existe pas d'indications spéciales, il est préférable de désarticuler le poignet. D'après Legouest, la mortalité consécutive à cette opération n'est que de 35 0/0, tandis qu'elle s'élève à 41 0/0 pour l'amputation de l'avant-bras. Si j'ai préféré cette dernière opération, c'est que je n'aurais eu pour recouvrir mon moignon que les parties molles situées en avant et en arrière du premier métacarpien. Elles eussent été largement suffisantes, mais je me serais exposé à les voir frappées de gangrène. J. D. Larrey avait autrefois conseillé de sectionner l'avant-bras au tiers supérieur, afin d'éviter l'inflammation des gaînes tendineuses : j'ai préféré pratiquer l'amputation à la partie inférieure, afin de ménager au blessé un moignon aussi long que possible pour l'application d'un appareil prothétique. Les bonnes conditions de l'hôpital et ma confiance dans le pansement dont nous faisons usage m'ont fait reléguer au second plan la crainte d'inflammations phlegmoneuses diffuses.

Vous avez vu comment nous avons prévenu les deux accidents les plus graves des amputations : *la douleur* et *l'hémorragie*.

La douleur a été complètement annihilée par l'anesthésie chloroformique : je vous ai bien souvent déjà entretenus du mode d'action et des bienfaits du chloroforme; mais chaque fois que j'en aurai l'occasion, j'appellerai votre attention sur les accidents qui peuvent résulter de son emploi, et je vous engage à observer avec le plus grand soin les règles que nous suivons toujours méthodiquement, les précautions minutieuses que nous prenons chaque fois que nous administrons cet agent.

Nous avions, d'autre part, un intérêt spécial à éviter toute perte de sang pendant l'opération chez ce sujet qui avait déjà souffert d'une hémorragie prolongée : c'est qu'en pareille occurrence il se produit une *anémie aiguë* qui, lorsque la déglobulisation du sang a dépassé une certaine limite, ne permet plus aux blessés de supporter l'intervention chirurgicale succédant à l'action du traumatisme. Il faut alors s'ingénier à rendre l'opération *exsangue*. C'est le résultat que nous avons obtenu en mettant en usage le procédé du professeur Esmarck, de Kiel.

Cette manière de faire présente un double avantage. On arrive à refouler dans la circulation générale tout le sang contenu dans le membre ou le segment de membre qui doit être éliminé ; et d'autre part, en arrêtant complètement la circulation artérielle, on n'est pas exposé aux pertes de sang qui se produisent parfois avec les procédés d'hémostase habituelle. Vous connaissez l'appareil d'Esmarck ; vous avez sous les yeux le modèle confectionné par Galante sur les indications de Demarquay. Cette bande en tissu élastique, qui se roule facilement sur le membre, détermine le reflux dont je vous ai parlé, et ce tube en caoutchouc de la grosseur du pouce dont j'ai appliqué trois tours sur les derniers circulaires de la première bande à la partie inférieure du bras, m'a servi à assurer pendant tout le temps de l'opération l'ischémie complète du membre. Je n'insiste pas sur le mode d'application dont je vous ai plusieurs fois donné la démonstration.

L'ischémie du membre fut tellement bien obtenue que nous n'avons pas perdu une goutte de sang pendant l'opération : et la plaie eût été complètement exsangue, si après la ligature de la radiale et de la cubitale nous eussions pu saisir les interosseuses. Mais elles s'étaient rétractées, nous n'avons pu les découvrir à la lumière du gaz, et il a fallu cesser la compression pour saisir l'interosseuse antérieure. Cette recherche donna lieu à la perte d'environ une cuillerée à bouche de sang. Lorsque nous eûmes enlevé l'appareil, j'ai fait remarquer à ceux d'entre vous qui me servirent d'aides, qu'il ne se produisait pas chez ce blessé d'*hémorragie post-opératoire*, de ces écoulements sanguins en nappe que j'ai observés dans d'autres cas après le retrait du tube constricteur.

Après avoir nettoyé la plaie et tout l'avant-bras au moyen de l'alcool phéniqué, après avoir attendu de quinze à vingt minutes sans qu'il se produisît le moindre écoulement de sang, je pratiquai la suture du manchon de manière à affronter les lèvres de la plaie par leur surface saignante sur la plus grande étendue possible : cinq points séparés de suture métallique furent nécessaires pour arriver à ce but. Afin de permettre l'écoulement de la sérosité inflammatoire dont la rétention peut donner lieu à des accidents d'étranglement ou de septicémie, nous avons pris la précaution de placer un tube à drainage, qui venait sortir aux deux angles de la plaie, et nous recouvrîmes le tout du pansement ouato-phéniqué dont nous faisons usage.

Les ligatures pratiquées au moyen de fil de soie de Chine sortaient l'une à l'angle externe, l'autre à l'angle interne, la troisième au milieu de la plaie, et étaient lâchement assujetties par du collodion. Désormais nous pourrons pratiquer nos ligatures avec le catgut phéniqué, car l'Administration des hôpitaux de Lille, toujours soucieuse des intérêts des malades et des blessés, vient d'autoriser sur ma demande l'emploi du pansement de Lister dans nos salles. L'adoption de cette mesure présente un grand avantage pour le pansement de ces sortes de plaies. Les fils de catgut, fabriqués avec des intestins de mouton, peuvent être coupés court et abandonnés dans les plaies où elles finissent par se résorber ; elles ne jouent pas comme les fils de soie le rôle de corps étrangers et sont moins susceptibles que ces derniers de provoquer la suppuration. On se trouve ainsi dans des conditions meilleures pour obtenir la réunion par première intention, que vous devez toujours chercher à obtenir, lorsque l'état local des plaies, l'état constitutionnel des malades et les conditions hygiéniques vous permettent de la tenter.

— Au n° 5 de la salle Saint-Pierre, vous voyez un autre spécimen de plaie par arme à feu, qui eût pu avoir des conséquences autrement graves que celle dont je viens de vous entretenir, mais qui s'est terminée, du moins provisoirement, avec une remarquable bénignité. Il s'agit ici d'un coup de revolver (calibre de sept millimètres) que le nommé D.... Oscar, âgé de dix-huit ans, s'est tiré dans l'oreille droite le 18 novembre, à une heure du matin.

Le coup de feu détermina un écoulement de sang léger qui cessa de lui-même au bout de quelques instants, il n'y eut pas de perte de connaissance ; le malade entra à l'hôpital quelques heures après l'accident.

Nous le trouvons à la visite du matin dans un état semi-comateux ; pourtant, en le pressant un peu, il s'éveille et répond avec lucidité aux questions qu'on lui adresse.

Le conduit auditif externe est obturé par un caillot qui paraît, au reflet d'une bougie, soulevé par des battements isochrones à ceux du pouls; l'ouïe est conservée, le malade entend lorsqu'on lui parle à demi-voix, il perçoit le tic-tac d'une montre à quatre centimètres de l'oreille. Il accuse une vive douleur dans les régions parotidienne et sous-maxillaire, douleur exaspérée par la pression au point de lui faire pousser des cris; il éprouve en même temps de la dysphagie et de la difficulté pour ouvrir la bouche.

Je ne constate aucune paralysie ni aucun accident cérébral accentué.

Localement je trouve une tuméfaction assez prononcée des régions parotidienne et sous-maxillaire; nulle part il ne se produit de battements perceptibles au toucher ou à la vue. Il n'existe d'autre part aucun signe de fracture du condyle du maxillaire. Nous étions en présence d'une plaie par coup de feu du conduit auditif. Quelle pouvait être la direction prise par le projectile?

Suivant qu'une balle frappe le crâne à ce niveau perpendiculairement à son axe antéro-postérieur, ou obliquement soit en avant soit en arrière, elle pourra pénétrer dans le rocher, voire même dans la cavité crânienne ou se diriger vers la région ptérygo-maxillaire ou enfin s'enclaver dans l'apophyse mastoïde.

Dans le premier cas, l'oreille moyenne et l'oreille interne sont le plus souvent détériorées, les osselets de l'ouïe et le rocher fracassés, l'ouïe complètement abolie. On trouve de plus à l'examen méthodique une perforation du tympan. La présence de la balle, difficile à reconnaître, est quelquefois décelée par l'emploi d'instruments explorateurs particuliers : stylet de Nélaton, appareil de Trouvé.

La conservation de l'ouïe, la dysphagie, le gonflement des régions parotidienne et sous-maxillaire pouvaient nous faire soupçonner que la balle s'était en totalité ou en partie portée vers les parois latérales du pharynx, à travers les régions parotidienne et ptérygo-maxillaire. Pour nous en assurer, il eût fallu explorer le trajet de la balle.

C'est la première chose à faire, en général, dans les plaies par coup de feu qui n'offrent pas d'orifice de sortie; or, dans le cas actuel, ni du côté de la peau, ni du côté de la muqueuse de la bouche ou du gosier, du moins dans les parties que l'écartement douloureux et difficile des mâchoires laissait accessibles, nous ne pûmes découvrir de perforation ayant donné issue au projectile : il ne s'était produit aucune hémorragie par la bouche. Je me suis dans ce cas intentionnellement abstenu le premier jour de manœuvres exploratrices dans la plaie, parce qu'en raison des mouvements imprimés au caillot du conduit auditif, je n'étais pas certain qu'un tronc artériel plus ou moins important n'eût été intéressé, et que le déplacement de ce caillot eût pu donner lieu à une hémorragie dangereuse. Vous savez en effet qu'à ce niveau se trouve la terminaison de la carotide externe en ses deux branches terminales, et que profondément la balle aurait pu rencontrer le gros tronc de la carotide interne.

J'admis provisoirement l'hypothèse que le projectile avait traversé la paroi antérieure du conduit auditif dans sa portion fibreuse, s'était réfléchi sur le col de la mâchoire, s'y était peut-être divisé, et avait pris sa course vers l'isthme du gosier, que peut-être encore une portion était venue se loger dans la région sous-maxillaire.

Je ne pouvais pas rejeter absolument l'idée d'une lésion du crâne, en raison de l'état semi-comateux présenté par le blessé, et mes préoccupations s'accentuèrent davantage, lorsque dans les deux jours qui suivirent, je vis apparaître des vomissements et se manifester le troisième jour un véritable coma, dont on tirait très difficilement le malade et qui s'accompagnait de respiration stertoreuse. En même temps que ces accidents, nous vîmes prendre naissance une fièvre traumatique assez intense, ainsi que vous pouvez en juger par la portion du tracé thermométrique qui correspond aux 20, 21 et 22 novembre.

Des applications de glace sur la tête, des dérivations intestinales, un régime sévère borné au bouillon et à la limonade furent prescrits ; en quelques jours les accidents étaient calmés, et dès le 23 novembre ce jeune homme avait complètement repris possession de ses facultés intellectuelles et nous demandait à manger.

Dès le 19, avec des injections d'eau et d'alcool phéniqués, nous pûmes dissocier le caillot du conduit auditif, et apercevoir en partie la plaie produite par le coup de feu : elle siégeait, comme nous l'avions soupçonné, sur la paroi antérieure du conduit. Le gonflement qui s'empara rapidement des parties mit obstacle aux tentatives d'exploration que nous essayâmes alors avec le stylet et la sonde de femme. C'est toujours ce qui se produit lorsque l'exploration n'est pas immédiatement pratiquée après la blessure. Du reste, Messieurs, mes tentatives furent très-prudentes, en raison des dangers qui auraient pu résulter, dans une région qui renferme tant d'organes importants, de l'introduction forcée d'un instrument explorateur. Il ne devait y avoir, selon toute probabilité, qu'une balle de revolver dans cette plaie; je me réservais de recommencer mes explorations en cas d'accident, et lorsque le foyer suppuratif que je m'attendais à voir se former se serait détergé.

Y avait-il à craindre des accidents ultérieurs?

D'ordinaire, le trajet des balles s'enflamme et suppure ; souvent même, les parties molles atteintes par le projectile se sphacèlent à une épaisseur plus ou moins considérable, et s'éliminent. Or, le phlegmon de la parotide et le phlegmon des parties latérales du pharynx constituent des complications graves. Des douleurs violentes, le délire, des convulsions, le coma, déterminés par la compression des nerfs et des gros vaisseaux du cou, peuvent en être le résultat, si l'on n'arrête la marche des accidents par un débridement profond. Aussi mon attention était tenue en éveil, et je me tenais prêt à intervenir en cas d'indication locale. Mais, pendant les quelques jours où la fièvre traumatique conserva quelqu'intensité, rien d'inquiétant ne s'était produit du côté de la blessure, qui donnait lieu à un suintement insignifiant, à peine suffisant pour former une toute petite tache sur le pansement.

Au bout du premier septenaire, la nuit du 25 fut mauvaise, et la fièvre se ralluma; en même temps on constatait le retour d'une gêne considérable de la déglutition, de la rougeur et du gonflement de l'amygdale droite et de la moitié correspondante du voile du palais qui était refoulée en avant avec le pilier antérieur. Cette inflammation phlegmoneuse était due sans doute à la présence du projectile : se formerait-il à ce niveau un abcès qui en faciliterait l'extraction?

Deux jours après, à la visite du 28, la partie supérieure de la région sterno-mastoïdienne était également tuméfiée et devenue douloureuse. Jamais je ne pus constater l'apparence même de fluctuation; aucun abcès ne se rompit dans la gorge : en aucun moment le blessé ne rendit de crachats striés de sang ou mélangés de pus, et le 1er décembre, tout était rentré dans l'ordre, l'apyrexie était complète, et le gonflement avait disparu aussi bien à l'extérieur que dans l'isthme du gosier.

Depuis lors, la guérison ne fut entravée par aucun accident sérieux : nous avons eu à noter pourtant des accès névralgiformes irréguliers, accusés par le blessé dans la mâchoire supérieure, les régions auriculaire et temporale ; ils ne se sont jamais accompagnés de fièvre ni de troubles cérébraux ; nous avons même soupçonné ce sujet de simulation ou tout au moins d'exagération. Il savait qu'il serait transféré en prison à sa sortie de l'hôpital, et ne demandait qu'à prolonger son séjour dans nos salles. Je dois vous dire pourtant que l'état comateux du début nous inspirait de grandes réserves, car on voit quelquefois une méningo-encéphalite faire tardivement explosion, à la suite de traumatismes du crâne n'ayant donné lieu qu'à des phénomènes primitifs insignifiants.

Résultats thermométriques et pouls :

18 *novembre*	T. M. 37° 3	P. 64.		26 *novembre*	T. M. 38° 4	P. 96.
	T. V. 37° 2	P. 72.			T. V. 39° 2	P. 104.
19 —	T. M. 37° 4	P. 64.		27 —	T. M. 38° 8	P. 98.
	T. V. 37° 8	P. 74.			T. V. 39° 3	P. 102.
20 —	T. M. 37° 4	P. 64.		28 —	T. M. 38°	P. 92.
	T. V. 38° 2	P. 76.			T. V. 39° 8	P. 106.
21 —	T. M. 38° 9	P. 82.		29 —	T. M. 38° 1	P. 82.
	T. V. 40° 2	P. 122.			T. V. 38° 3	P. 84.
22 —	T. M. 39° 4	P. 106.		30 —	T. M. 37° 4	P. 78.
	T. V. 39° 7	P. 112.			T. V. 37° 9	P. 84.
23 —	T. M. 37° 3	P. 72.		1 *décembre*	T. M. 37°	P. 80.
	T. V. 38°	P. 80.			T. V. 37° 7	P. 82.
24 —	T. M. 37° 3	P. 84.		2 —	T. M. 37°	P. 80.
	T. V. 37° 8	P. 76.			T. V. 37° 4	P. 78.
25 —	T. M. 37° 2	P. 70.		3 —	T. M. 36° 8	P. 72.
	T. V. 37° 9	P. 82.			T. V. 37° 5	P. 76.

Il me reste un dernier fait à vous faire observer : c'est que cette plaie s'est guérie, pour ainsi dire, sans suppurer. Nous avons constaté quelques gouttes de pus dans le conduit auditif, à la date du 25 ; et ce phénomène ne s'est reproduit que pendant quelques jours. J'ai eu soin de vous le faire remarquer, et je trouve à la date du 28, dans l'observation qui a été recueillie avec le plus grand soin et dans tous ses détails par M. Jaffus, interne du service, cette mention : *Plus de suppuration par l'oreille*. La plaie était cicatrisée dès ce jour. Les détritus enlevés par le lavage de la superficie et du voisinage de cette petite cicatrice froncée étaient constitués par des cellules épidémiques, incrustées de matières charbonneuses, ainsi que nous pûmes nous en assurer à l'examen microscopique. Nous n'avons pas trouvé d'autre lésion dans le conduit.

Ce résultat me paraît devoir être attribué à plusieurs causes. En première ligne, je noterai la petitesse du projectile. Ce n'est pas que des plaies des parties molles en séton ou en cul-de-sac, produites par les balles des armes de guerre, ne puissent se cicatriser sans que leur trajet ne suppure : on observe un certain nombre de cas dans lesquels il n'y a que les orifices d'entrée et de sortie qui présentent de la suppuration ; on voit même quelquefois des fractures par coups de feu avec plaie offrir cette heureuse terminaison ; mais, toutes choses égales d'ailleurs, plus sera petit le calibre du projectile, plus on aura de chance d'obtenir ce résultat. L'abstention de tentatives d'exploration profonde et prolongée de la plaie y a également concouru, en écartant une cause d'irritation et par suite d'inflammation suppurative. N'inférez pas de là que l'exploration des plaies par coups de feu soit une mauvaise pratique ; elle doit au contraire être la règle générale, mais il ne faut pas en user systématiquement ; elle présente ses indications et contre-indications. Remarquez encore que notre blessé était maigre, et que c'est surtout chez les individus replets, à tissu adipeux abondant, qu'on est exposé aux accidents inflammatoires. Notez enfin que nous sommes ici dans de bonnes conditions hygiéniques et que vous n'observez que rarement, dans nos salles, de complications des plaies dues aux influences nosocomiales.

Nous pouvions voir survenir chez ce blessé un autre accident assez commun dans les plaies produites par les balles : l'hémorragie consécutive. Il n'eût certainement pas été impossible que le projectile eût contusionné un des nombreux et importants vaisseaux dans le voisinage desquels il a probablement tracé sa voie, artères carotides, maxillaire interne, veine jugulaire interne, etc., et qu'à la suite de cette contusion violente une escharre occupant une portion plus ou moins étendue de la paroi vasculaire se fût éliminée, et eût amené, du dizième au vingtième et même au trentième jour, une hémorragie inquiétante. J'avais prescrit à l'interne du service, de pratiquer en pareil cas la compression digitale de la carotide, aidée de la compression dans la plaie, et de me faire prévenir immédiatement afin d'aviser. Le cas heureusement ne s'est pas présenté, et nous n'avons pas eu à pratiquer la ligature de l'une ou de plusieurs des carotides. Il pouvait enfin, sous l'influence de l'expansion des gaz, se produire une rupture de la membrane du tympan et des troubles fonctionnels, plus ou moins accusés de l'ouïe : il n'en fut rien.

En résumé, Messieurs, cette tentative de suicide n'a été, jusqu'à ce jour, suivie d'aucun accident sérieux. Ce malheureux se trouve-t-il à l'abri de tout danger pour l'avenir? C'est ce dont je ne suis pas assuré.

Quoique, selon toute probabilité, le projectile n'ait pas pénétré dans le crâne, il ne faut pas perdre de vue que le rocher a pu être intéressé par la balle après sa déviation, et que les lésions du rocher sont toujours dangereuses. Les traumatismes peuvent y laisser une cause d'irritation qui amène plus tard une altération inflammatoire de l'os; et cette ostéite *consécutive*, *tardive*, peut provoquer la formation d'abcès sous la dure-mère, de méningite et d'encéphalite suppurées.

Si, conformément à nos prévisions, le projectile s'est logé dans le tissu cellulaire péri-pharyngien, il peut arriver qu'en raison de son petit volume et de sa nature (les corps métalliques jouissant souvent d'une immunité dont ne bénéficient pas les os, le bois, les vêtements), il s'enkyste et soit désormais toléré par les tissus; notre blessé, dans ce cas, le conservera sans inconvénient comme un souvenir de sa folle équipée. Mais souvent aussi la présence des balles devient l'occasion de poussées inflammatoires sujettes à récidives, d'abcès profonds, de fusées purulentes, de gêne et de douleurs intermittentes et interminables.

Il n'est pas certain que ce projectile reste indéfiniment logé dans le voisinage du pharynx : il pourra ulcérer la paroi de ce conduit ou être éliminé, au moyen de la suppuration, soit par la bouche soit par les selles. Tout le monde connaît le fait de Bartholin (*Hist. anatomic.* Cent. 6. Hist. 5) concernant un blessé qui rejeta une balle logée dans son pharynx depuis six mois. Il n'est pas impossible que cette balle de revolver descende le long du conduit digestif et vienne ultérieurement produire des accidents dans la région du cou ou le médiastin; c'est ce que l'avenir démontrera : pour le moment, je tiens à vous faire observer qu'en signant la sortie de ce blessé, je ne me porte pas garant de sa complète guérison.

III

Phlegmon circonscrit compliquant l'amputation de l'avant-bras. — Appareil prothétique de M. Gripouilleau.

MESSIEURS,

Le blessé, auquel nous avons amputé l'avant-bras pour un accident produit par une arme à feu, est aujourd'hui guéri. Nous n'avons pas obtenu complètement la réunion immédiate que nous avions recherchée : mais la cure n'a pas été traversée par de graves accidents.

La fièvre traumatique qui eut une durée de quatre jours n'a présenté que peu d'intensité, et jusqu'au 1er janvier, c'est-à-dire jusqu'au quatorzième jour, nous étions en droit d'espérer la réunion par première intention : le fil seul des interosseuses avait donné quelques gouttes de pus. Le 26, nous avions pu enlever les sutures; le 30, nous avions trouvé dans le pansement les fils de la cubitale et de la radiale. Mais à partir du 31 décembre au soir, la température s'éleva progressivement, le malade accusa de la céphalalgie et un peu de douleur à l'extrémité du moignon, ce qui rendit la nuit moins bonne que d'habitude. Le pansement fut examiné le 2 janvier; il n'y avait pas encore de suppuration, si ce n'est quelques gouttes au niveau du fil de l'interosseuse, qu'il fut facile d'enlever sans traction, mais un peu de rougeur et de tuméfaction sur la face externe de l'extrémité inférieure du radius.

Le 6 janvier, en renouvelant le pansement, je constate l'écoulement d'une petite quantité de liquide séro-purulent par le trajet resté béant du fil de l'interosseuse : j'y enfonce un bout de tube à drainage. Le moignon est tuméfié, le gonflement phlegmoneux de la face externe augmenté légèrement.

Après quelques alternatives de rémission et d'augmentation de la fièvre, j'ouvre le 13 un petit abcès circonscrit à la région externe et inférieure de l'avant-bras, à deux travers de doigt du moignon, dont la surface suppurante ne communique pas avec ce foyer purulent. J'ai dit la surface suppurante, car la cicatrice s'était superficiellement désunie, et il s'y était formé une ligne de bourgeons charnus.

A dater de ce jour, le travail de cicatrisation ne fut plus entravé par le moindre accident. Pourtant l'abcès ouvert restait fistuleux, alors que le moignon était complètement guéri, et je dus au bout d'une quinzaine de jours le débrider sur toute son étendue (trois centimètres), pour en amener la cicatrisation, qui s'effectua dès lors en quelques jours.

Ce blessé, sorti de l'hôpital le 30 janvier, est venu depuis lors bien souvent nous montrer son moignon. Aujourd'hui 1er mars, il vient nous retrouver décidé à se procurer un appareil prothétique.

En résumé, Messieurs, cet opéré, dont la plaie au quatorzième jour me paraissait sur le point d'être complètement cicatrisée, a présenté des accidents d'inflammation *tardive* ou *secondaire* qui ont retardé sa guérison de près d'un mois. Cette inflammation phlegmoneuse n'a pas débuté dans la plaie de l'amputation, mais à une certaine distance au-dessus d'elle, sur la face externe de l'avant-bras. Quelle a pu en être la cause?

Dans la grande majorité des cas, les accidents inflammatoires des plaies d'amputation proviennent de la rétention des liquides, ainsi que mon maître M. le professeur Sédillot l'a enseigné l'un des premiers.

« Le sang et la sérosité, retenus sous la peau et dans la profondeur » des tissus, compriment de dedans en dehors toutes les parties envi- » ronnantes, les écartent, les enflamment, en empêchent l'adhésion, » et font échouer la réunion, en déterminant en outre, dans le plus » grand nombre des cas, des effets infectieux et de résorption. » (*Contributions à la chirurgie*, par M. le docteur Ch. Sédillot, Paris, 1868, p. 7).

Il y a près de vingt ans que j'ai entendu professer ces préceptes, et que j'en ai fait la règle de ma conduite dans les opérations chirurgicales. Et ce que mon savant maître enseignait alors est encore et restera toujours l'expression du vrai, parce que c'est le fruit d'une observation attentive.

Vous le voyez, M. Sédillot apprenait à ses élèves que, parmi les dangers qui peuvent surgir à la suite des amputations, il en est deux qui sont les plus communs : l'étranglement dans la plaie, l'infection de toute l'économie : c'est encore ce que vous devez savoir aujourd'hui.

Et c'est à conjurer ces dangers que s'applique la *méthode antiseptique*, qu'il faut bien vous garder de réduire au seul *pansement de Lister*.

Nous avions pris après l'opération la précaution de fournir par le drainage aux liquides pathologiques un écoulement assuré ; le but a été atteint, et ce n'est pas la rétention des liquides qui a produit l'inflammation phlegmoneuse que je vous ai signalée.

Devons-nous accuser les fils à ligature? Je ne le crois pas davantage. Je vous ferai pourtant remarquer que l'un d'eux, le fil des interosseuses, a occasionné un trajet suppuratif; mais cette suppuration a été minime, et nous ne saurions, en bonne justice, la rendre responsable de la production d'un phlegmon qui s'est formé à distance. Pourtant nous sommes heureux d'être à même désormais de renoncer aux fils de soie, qui peuvent agir comme corps étrangers.

Ce n'est pas davantage par une contamination directe, au moyen des germes atmosphériques, ainsi que beaucoup l'admettent aujourd'hui, des lèvres de la plaie d'amputation que s'est produite l'inflammation phlegmoneuse, puisque, veuillez bien le noter, le moignon lui-même n'a été pris que consécutivement.

Ce n'est pas non plus une cause directe, un choc, une chute, qui a produit l'accident, au moins d'après les renseignements que nous avons pu recueillir.

Ce qu'il faut surtout accuser, à mon avis, ce sont les mouvements intempestifs imprimés au moignon. J'avais, le 31 décembre, permis au blessé de se lever et de s'asseoir près de son lit : il a abusé de la permission. Se sentant à l'aise et se croyant presque guéri, il s'est promené dans les salles, il est allé au fumoir ; il en est résulté des mouvements du moignon, des contractions musculaires intempestives qui ont pu déchirer des adhérences récentes, et provoquer une irritation fâcheuse. Mais l'inflammation d'origine mécanique, si je puis m'exprimer ainsi, et tout à fait différente des inflammations septicémiques, n'a pas produit d'accidents étendus ; elle s'est localisée, et n'a agi sur la plaie du moignon que dans des limites restreintes. L'ostéo-myélite, que je vous ai signalée comme un des accidents précoces de ces sortes de plaies, la phlébite et la lymphangite qui surgissent comme des complications redoutables lorsque des conditions hygiéniques désastreuses y prédisposent, ne se sont pas produites, et tout s'est borné à la phlegmasie circonscrite du tissu cellulaire. Le moignon en a souffert assurément, puisqu'il s'est tuméfié et que ses parties superficielles ont suppuré ; mais en résumé, nous n'avons eu à parer qu'aux acci-

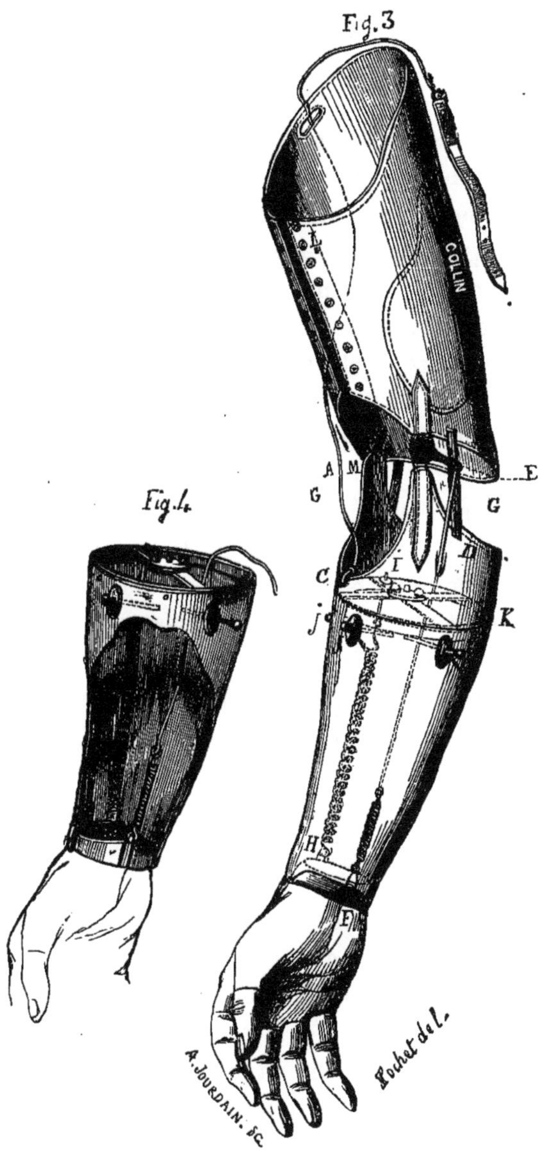

P. 2. Bras artificiel de luxe pour M. Roger, de l'Opéra.

dents produits par un abcès sous-cutané, et impuissant à développer un danger sérieux.

Mais le but du chirurgien n'est pas atteint, lorsqu'au prix d'une inévitable mutilation, il a sauvé la vie d'un blessé. Dans le cas particulier, si on l'abandonne, l'opéré reste *manchot*, c'est-à-dire absolument privé des services que lui rendait antérieurement l'usage de la main. Vous rencontrez tous les jours des individus qui sollicitent ou exploitent la charité publique avec une pareille infirmité. N'y a-t-il donc aucun moyen d'y porter remède? C'est là une question, Messieurs, qui mérite de fixer très sérieusement votre attention, et j'y insiste d'autant plus que les auteurs classiques semblent davantage la laisser dans l'ombre. Le véritable chirurgien, celui qui n'a pas en vue que le résultat opératoire, ne doit pas négliger cette branche de la thérapeutique chirurgicale; on lui donne le nom de *prothèse*, et elle a pour but de remédier aux inconvénients qui résultent de l'ablation des organes, trop souvent, encore même aujourd'hui, imposée à qui veut sauver le tout en sacrifiant une partie.

On peut diviser en deux catégories les amputés de l'avant-bras qui réclament les bénéfices de la prothèse. Il en est qui recherchent avant tout l'élégance de la forme, et qui ne voient dans un appareil prothétique qu'un objet de luxe destiné à masquer une difformité, un véritable trompe-l'œil. Mais ce résultat ne s'acquiert, et, il faut en convenir, on arrive à le réaliser d'une façon merveilleuse, qu'au prix d'appareils très coûteux qui sacrifient la solidité à l'obligation de produire des mouvements très compliqués, tels que la flexion et l'extension des doigts, l'opposition du pouce, etc. (1). Ce n'est pas de cette variété d'appareils que je veux vous entretenir aujourd'hui.

Le blessé, que vous avez sous les yeux, est un domestique de ferme; ce qu'il nous demande, c'est de le mettre à même de remplir ses fonctions ordinaires, de pouvoir conduire la charrue, manier la bêche, la pelle, la faux, etc. Ce n'est pas d'aujourd'hui que l'on cherche à remplir cette indication; et de tout temps on a songé à adapter aux manchons, dont les amputés recouvrent leurs moignons pour les protéger, des appendices plus ou moins grossiers faisant fonction des instruments usuels pour soulever des fardeaux, remuer des masses, se livrer à quelques travaux permettant d'assurer plus ou moins l'existence. Mais cela n'était pas suffisant, et c'est un fabricant français, M. Mathieu, qui le premier, d'après M. Broca, s'est ingénié

(1) Voir la pl. 2.

à faciliter aux manchots le maniement d'instruments spéciaux, au moyen d'armatures métalliques multiples, amovibles et diversement disposées. Ce fabricant avait construit pour les charpentiers et les menuisiers un bras artificiel, un bras *industriel*, qui leur permettait tous les travaux de leur état, comme la chose a été démontrée en 1867 devant une Commission de médecins et de chirurgiens des hôpitaux de Paris, chargée par M. le directeur de l'Assistance publique d'étudier à l'Exposition universelle les appareils et instruments, qui pouvaient être introduits avec avantage dans les services hospitaliers.

C'est également devant cette Commission réunie à Billancourt, et dont M. Broca a exposé les travaux relatifs à la prothèse des manchots amputés du membre supérieur (*Bulletin de l'Académie de Médecine de Paris*, 1869, t. XXXIV, p. 397 et suiv.), qu'a été présenté par M. Bonnet (de Nérac) le bras dit *bras agricole*, c'est-à-dire un bras qui permet aux manchots de se livrer à tous les travaux des champs, de « bêcher, faucher, labourer, lancer la terre haut et loin avec la » pelle, atteler et dételer la charrette et la charrue, et tout cela, avec » des instruments pris au hasard dans le matériel de Billancourt. » Mais le prix de cet appareil s'élevait à cent francs, somme évidemment au-dessus des ressources dont peuvent disposer les domestiques de ferme, les terrassiers, les manouvriers, etc.

Les choses en étaient à ce point, quand un médecin de campagne, de Montlouis (Indre-et-Loire), M. Gripouilleau, a inventé un autre modèle de bras agricole tout aussi commode que celui de M. Bonnet, et beaucoup moins coûteux. C'est le bras dont je propose l'usage à notre amputé. Il a été expérimenté avec succès devant la Société d'Agriculture d'Indre-et-Loire, devant le Comice agricole de Saint-Avertin, et en présence des médecins et chirurgiens de l'hôpital de Tours. M. Broca, dans un de ces lumineux rapports dont il a le secret, lui a fait obtenir l'approbation de l'Académie de Médecine de Paris, dont l'avis avait été demandé par M. le Ministre de l'Agriculture et du Commerce, et M. L. Lefort en a fait, après l'avoir expérimenté, un grand éloge à la Société de Chirurgie de Paris.

L'appareil de M. Gripouilleau (1) se compose de parties *fixes* et de pièces *mobiles* ou de rechange.

(1) Les détails qui suivent sont tirés d'une brochure que l'inventeur a bien voulu nous adresser. (*Le Bras artificiel du travailleur*, Paris, 1873).

La *partie fixe* est constituée :

1° Par un brassard *a* (fig. 3) formé d'une plaque de fer blanc recouverte de cuir et dont l'intérieur est parfaitement garni de coussins de crin afin de ne pas blesser le membre mutilé. Ce brassard enserre l'avant-bras et se trouve serré à volonté par des courroies. Il se continue au niveau du bras par une manche de fort coutil *d* également muni de courroies, qui se rattachent à :

2° Une épaulette de coutil *b* solidement fixée sur l'épaule du côté blessé par deux bretelles qui passent obliquement l'une en avant, l'autre en arrière du thorax et de l'abdomen, et viennent se rattacher au-dessus de la crête iliaque à :

Fig. 3.

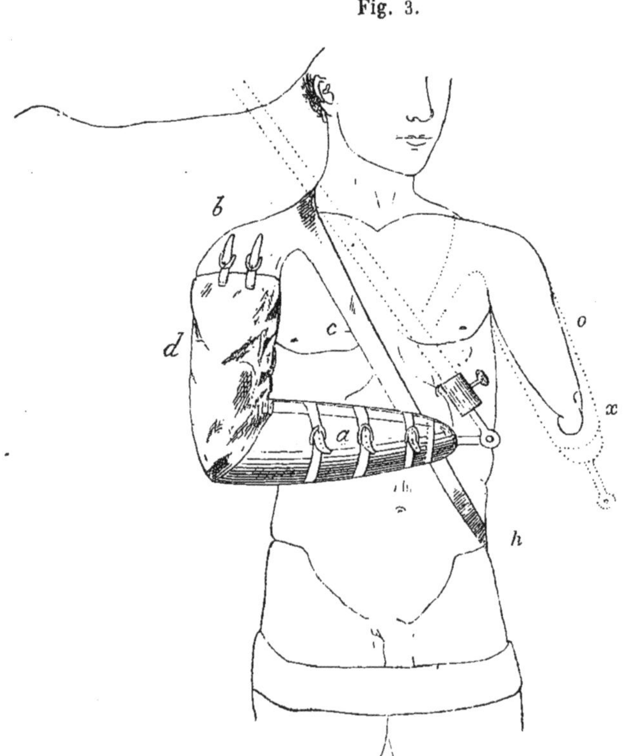

3° Une ceinture que deux sous-cuisses empêchent de remonter pendant les mouvements de l'ouvrier (fig. 6). On peut même se passer de ceinture ; dans ce cas, les bretelles se croisent sur la hanche du côté sain, en *l*, (fig. 5) et viennent se boucler en avant, en *d*, pour former sous-cuisse.

4° Par une rondelle conique de bois de noyer (l'inventeur préfère ce bois, parce qu'il se fend difficilement), formant moignon, *a* (fig. 4).

Fig. 4.

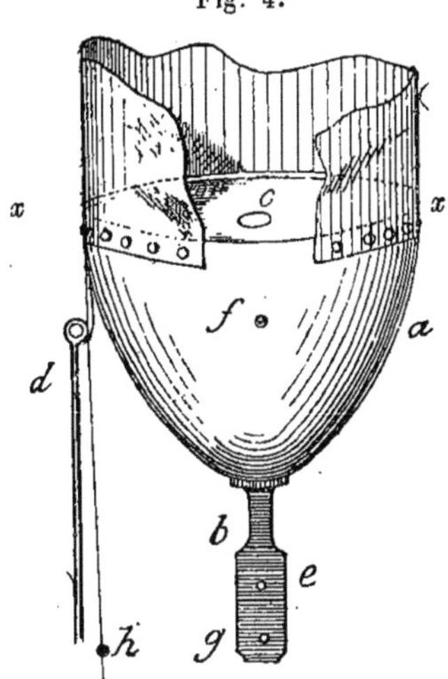

Cette pièce a sept centimètres de hauteur sur huit centimètres de largeur et se termine en pointe ; sa partie supérieure est concave afin de recevoir le coussin sur lequel doit reposer la partie mutilée. La partie inférieure du brassard, *x x*, est clouée solidement autour de cette rondelle ; deux trous creusés en sens opposé traversent cette pièce de bois, l'un perpendiculaire, *c*, est destiné à loger l'armature, *b*, que nous allons décrire tout à l'heure ; l'autre horizontal, *f*, à recevoir la clavette, *d*, qui sert à immobiliser cette armature.

(La fig. 8 représente une coupe de cette pièce.)

Fig. 5.

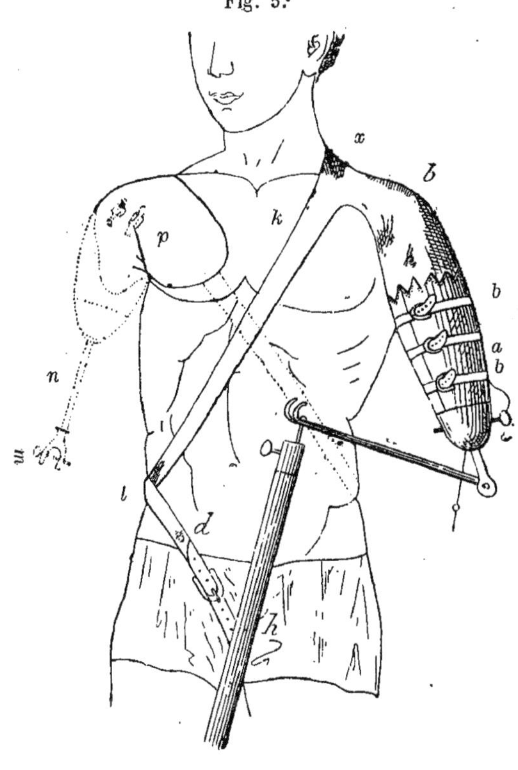

5° Une armature en fer formée de deux parties : une tige ronde, *b* (fig. 7) à laquelle on peut donner une longueur plus ou moins considérable, suivant qu'on a affaire à une amputation du poignet, de l'avant-bras, du coude, du bras, de l'épaule; cette tige, mobile dans le sens de la rotation sur l'axe, s'engage dans le canal longi-

Fig. 6.

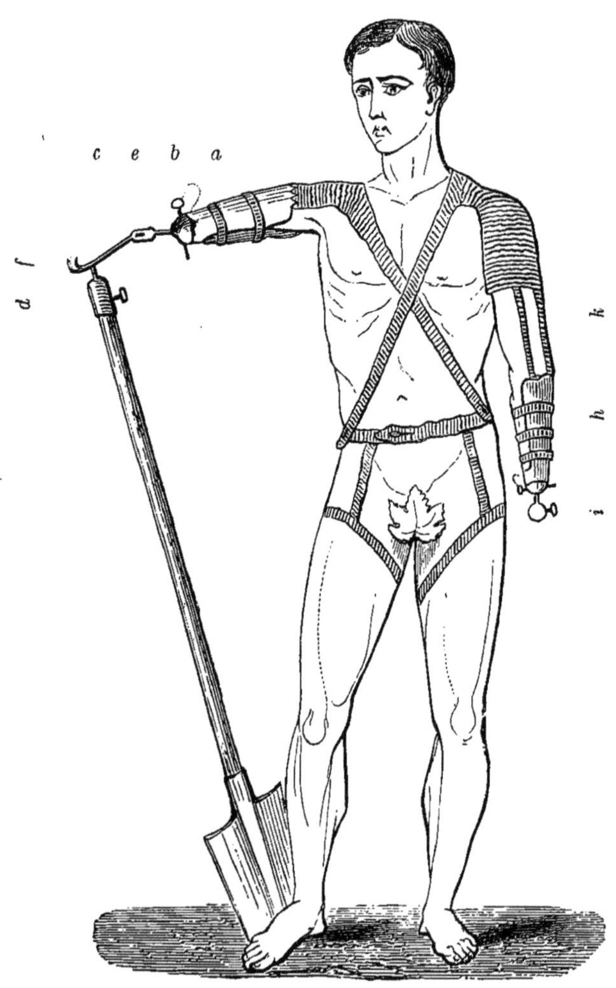

tudinal de la rondelle et se trouve solidement rivée en *a* à sa partie supérieure; une partie inférieure *c*, bifurquée et percée de deux trous *e*, *g* (fig. 4) : l'un supérieur destiné à recevoir la vis articulaire *d*, (fig. 7) l'autre inférieur dans laquelle s'engage la clavette *h*, à l'aide de laquelle le manchot fixe (fig. 4) les pièces mobiles, quand il veut les immobiliser. (L'armature est vue de côté dans la fig. 4, de face dans la fig. 7.)

Les *pièces mobiles* ou de rechange sont au nombre de trois, légères, solides et de petite dimension.

Chacune d'elles a sa destination spéciale, c'est comme un outil qui, dans la main de l'ouvrier, se transforme et varie selon les différents travaux à exécuter. Le manchot, en effet, désire-t-il bêcher la terre, la vis articulaire adaptée à l'armature bifurquée de la partie fixe la pièce convenable, et il n'a plus qu'à se mettre à l'œuvre. Veut-il, au contraire, faucher, tailler, etc., une légère modification apportée de la même manière à l'appareil lui permet de se livrer à ces occupations diverses.

On peut ramener les pièces nécessaires à trois types constituant un *appareil pour bêcher*, un *appareil pour faucher*, un *appareil pour tailler*.

Ces divers appareils se composent de deux parties : l'une dont la forme est la même pour tous, l'autre qui varie selon la destination spéciale de la pièce.

Fig. 7. Fig. 8.

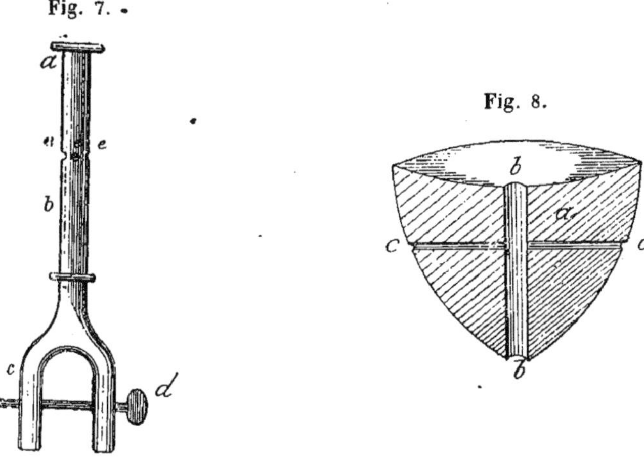

La première est constituée par une tige de fer (*a*, *b*, fig. 9, — *c*, *d*, *e*, fig. 12, — *b*, fig. 13) de la grosseur du petit doigt, et d'une longueur variable selon la longueur du moignon antibrachial; son extrémité inférieure doit correspondre au poignet du côté sain; son extrémité supérieure, aplatie, s'engage entre les deux branches de l'armature, avec laquelle elle s'articule au moyen de la vis *d* (fig. 7) qui traverse le trou supérieur dont elle est percée, ainsi que le trou *e* de l'armature (fig. 4). Les trous inférieurs correspondent suivant que cette tige est ou n'est pas inclinée sur l'axe de l'armature, au trou *g* de cette dernière; on peut ainsi, au moyen de la clavette (*h* fig. 4), immobiliser l'articulation de la tige avec l'armature, articulation qui représente celle du poignet.

Cette tige peut donc jouir à volonté de mouvements de flexion et d'extension; elle jouit en même temps de mouvements de rotation sur son axe, puisqu'elle participe à ceux de l'armature elle-même.

La seconde partie, celle dont la conformation varie selon le but à atteindre, doit être décrite isolément pour chaque appareil.

1° Appareil pour bêcher.

Il est constitué par une douille (*c* fig. 9), remplissant les fonctions de main et destinée à recevoir le manche de l'instrument aratoire, qu'une vis de pression, *e*, permet de fixer solidement.

Fig. 9.

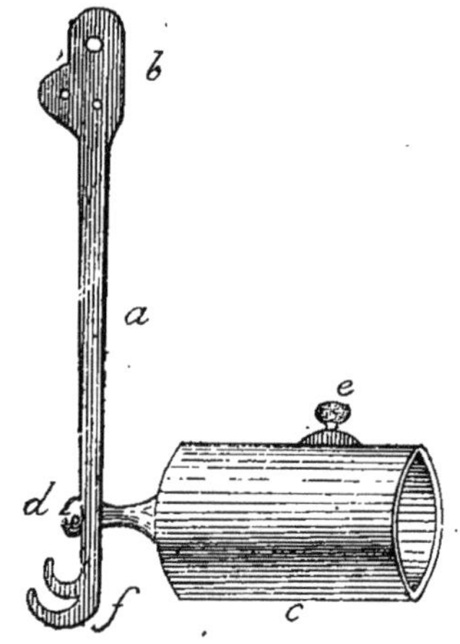

Fig. 10.

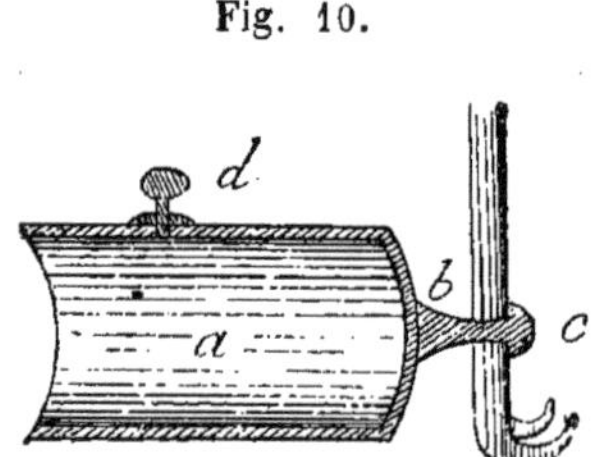

a, coupe transversale de la douille, *b*, *c*, articulation du poignet, *d*, vis de pression.

Cette douille, longue de six à sept centimètres, est construite en fer; elle est creusée en forme de cylindre de quatre centimètres de diamètre, son fond est brasé et tourne sur son axe, qui, en s'articulant à l'extrémité inférieure de la tige antibrachiale, lui procure les mouvements de pronation et de supination.

En décrivant cet appareil fait pour bêcher la terre, l'inventeur n'a pas entendu le restreindre exclusivement à ce genre de travail; il peut servir avec le même succès à labourer au moyen de la charrue, à défoncer à la pelle, au pic, à la pioche, un terrain même en friche (travaux qui exigent des mouvements compliqués et qu'on peut exécuter avec autant de facilité que de précision), à rouler et renverser une brouette, fendre et scier du bois, en un mot à répondre à tous les travaux agricoles et de terrassements. Cette remarque s'applique aux autres appareils dont nous avons encore à parler.

Fig. 11.

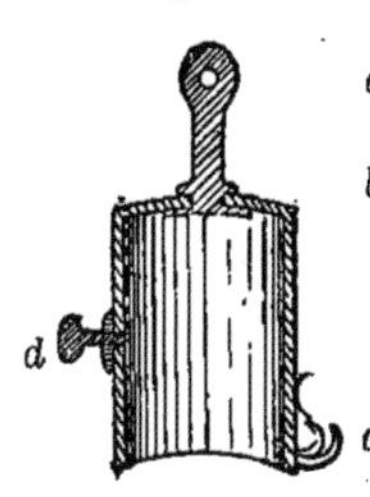

Cet appareil peut aussi présenter la forme plus simple indiquée par la fig. 11.

(Coupe transversale de la douille dans l'amputation de l'avant-bras et la désarticulation du poignet, *a*, *b*, articulation du poignet, *d*, vis de pression, *c*, griffe.)

2° Appareil pour faucher.

Fig. 12.

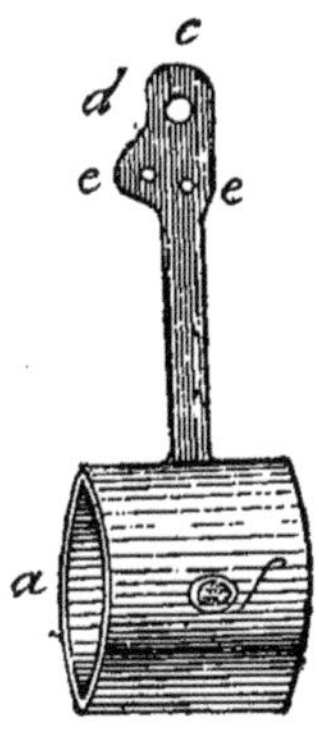

Cette pièce de rechange peut être construite de diverses manières : réduite à sa plus simple expression, c'est un anneau (*a*, fig. 12) de trois centimètres de diamètre sur quatre centimètres de longueur. Cet anneau est muni d'une vis de pression, *f*, et surmonté d'une tige dont l'extrémité supérieure, *c*, s'articule avec l'armature.

3° Appareil pour tailler.

Fig. 13.

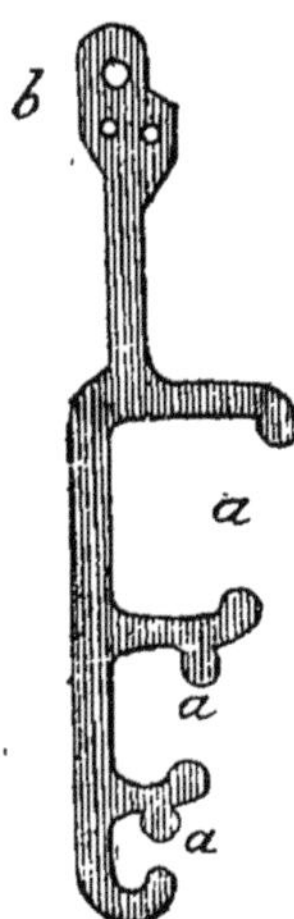

Le bras artificiel agricole destiné aux cultivateurs eût été incomplet, si avec lui la taille des arbres n'eût pas été possible, aussi M. Gripouilleau a-t-il voulu obvier à cet inconvénient en imaginant une troisième pièce (fig. 13), qu'on peut fixer au brassard; elle est garnie de six crochets placés en sens inverse et laissant entre eux trois intervalles, *a a a*, inégaux. Ces crochets sont comme autant de doigts immobiles, à moitié fléchis et qui, en s'écartant inégalement, permettent de saisir et de serrer les branches à tailler, quelle que soit, du reste, leur grosseur.

Avec cette espèce de main, l'ouvrier engage la branche dans les crochets, la maintient solidement en lui imprimant un léger mouvement de levier, et la coupe de sa main valide. C'est par le même procédé que le vigneron taille la vigne, fait la pointe des échalas, et les enfonce dans le sol, que le bûcheron coupe et fagotte le bois. Inutile de dire que cet appareil sert aussi à porter un fardeau tel qu'un seau d'eau ou tout autre objet à anses (1).

Nota. Sur les indications de M. Gripouilleau, notre amputé s'est adressé à M. Guillot, orthopédiste, rue Jacob, à Paris, qui, pour la modique somme de 45 francs, lui a fabriqué un appareil, remplissant parfaitement les conditions qu'avait en vue M. Gripouilleau.

(1) Gripouilleau, *loc. cit.*

IV

Fracture du fémur gauche immédiatement au-dessous du tiers moyen; — traitement par l'appareil de Gurdon-Buck.

MESSIEURS,

Nous avons reçu dans le service il y a quelques jours (23 novembre 1878), un blessé atteint d'une fracture de la jambe droite et d'une fracture du fémur gauche. Je vais vous dire quelques mots de cette dernière lésion, la première étant en tout semblable à des types dont je vous ai déjà entretenus.

Cet individu, âgé de quarante-neuf ans, scieur de long, vigoureux et de haute stature, soutenait la grande roue d'une trique-balle dont on graissait les essieux, lorsqu'à la suite d'un faux pas il perdit l'équilibre. La roue s'inclina de son côté, il la soutint en reculant devant elle le plus qu'il lui fut possible ; à un moment donné il fut renversé, et cette lourde masse, en tombant sur lui, l'atteignit à la jambe droite et à la cuisse gauche. Il ne put se relever et dut attendre, étendu par terre, l'arrivée d'un brancard qui servit à le transporter à l'hôpital une heure après l'accident.

Lorsqu'il fut déshabillé et couché dans son lit, après avoir réduit et immobilisé la fracture de la jambe droite, je vous fis remarquer les particularités que présentait le membre inférieur gauche.

La cuisse, ramassée sur elle-même comme une gigantesque sangsue, décrivait une courbe à convexité antéro-externe ; le pied reposait sur sa face externe, le talon à un niveau plus élevé que son congénère, le genou légèrement fléchi. Le membre semblait atteint d'un raccourcissement considérable : pour en constater exactement l'étendue, je ramenai, et ce fut avec la plus grande facilité, la pointe du pied en avant, et, le membre gauche placé dans une situation identique à celle du membre droit, je portai un ruban entre les points de repère suivants : épines iliaques antéro-supérieures en haut, bord supérieur des rotules en bas : cette mensuration, plusieurs fois répétée, accusa un raccourcissement de cinq centimètres.

Je vous fis constater de plus la mobilité anormale du segment inférieur du membre, qui s'inclinait en arrière quand on soulevait la cuisse en passant la main derrière elle au tiers moyen, ou qui se déviait latéralement quand on portait le talon en dehors ou en dedans de sa situation ordinaire : le centre des mouvements de ce fragment semblait siéger à la jonction du tiers moyen et du tiers inférieur de la cuisse. Ces diverses manœuvres déterminaient une crépitation osseuse caractéristique.

Il n'y avait pas de doute possible, le fémur était brisé ; la fracture s'accompagnait de déplacement selon la circonférence (rotation en dehors) et d'un chevauchement considérable.

Il était plus difficile, vu le gonflement énorme qui s'était emparé des parties molles, de déterminer le siège exact des fragments ; en raison de la forme de la cuisse, il était probable que le fragment supérieur était dévié en avant et en dehors, l'inférieur en arrière et en dedans.

Je vous ai déjà bien souvent parlé des signes et du diagnostic des fractures, et ne veux pas aujourd'hui m'appesantir sur ce point, qui n'offre rien de bien spécial chez ce sujet ; je préfère appeler votre attention sur quelques particularités importantes du pronostic et du traitement.

Si l'on consulte les auteurs classiques élémentaires qui sont entre vos mains, — et j'ai eu la curiosité de le faire avant de traiter le sujet devant vous, — on est tout étonné de voir qu'ils se bornent à quelques généralités sur les accidents à redouter, et à une appréciation très vague des diverses méthodes thérapeutiques qu'ils signalent. Ceux d'entre vous qui n'auront pas tiré parti des faits qu'ils auront pu observer, au cours de leurs études, dans les salles des hôpitaux, seront tout étonnés plus tard, lorsqu'ils se trouveront aux prises avec les difficultés de la pratique, de l'insuffisance de leurs connaissances théoriques et de la pénurie de préceptes pratiques qu'ils demanderont à leurs ouvrages didactiques.

Depuis bientôt vingt ans que je m'occupe de chirurgie, j'ai eu à soigner des fractures du corps du fémur dans les circonstances les plus diverses, chez des nouveau-nés, chez des enfants, chez des adultes, chez des vieillards ; des fractures produites par des causes directes ou indirectes, par des coups de feu ou de gros projectiles de guerre, avec ou sans déplacements considérables. J'ai pu m'assurer qu'il n'est pas possible d'établir de formules générales pour tous les cas : le pronostic et le traitement diffèrent pour chaque fait particulier.

Nous avons aujourd'hui sous les yeux un cas de fracture simple, chez un individu vigoureux, dans la force de l'âge, présentant des déplacements considérables et surtout un chevauchement étendu.

Eh bien, Messieurs, en pareil cas, ce que nous avons à prévoir et surtout à éviter, c'est d'une part la claudication par suite de raccourcissement du membre fracturé, ce sont en second lieu des difficultés dans la marche, par suite de pseudo-ankylose du genou.

Vous trouverez écrit partout qu'une fracture du corps du fémur chez l'adulte est une lésion très grave, qu'elle nécessite un traitement prolongé, qu'il faut craindre un raccourcissement souvent *impossible à éviter*, et comme résultat, *la claudication forcée.* Vous trouverez même parfois la recommandation, renouvelée de Boyer, d'annoncer à la famille ou au blessé cette conséquence *presque inévitable.*

Je ne sais si je m'abuse et si je professerai toujours la même opinion, mais pour le moment, me basant sur ce que j'ai vu, je ne partage pas complètement, même pour les blessés qui présentent un chevauchement considérable comme l'est celui que vous avez sous les yeux, des craintes qui me semblent un peu exagérées. Ce qui me préoccupe beaucoup plus, c'est l'âge et l'état de santé du blessé; ce que je redoute avant tout, ce sont certaines complications, telles que les escharres au sacrum, les écorchures aux fesses et l'érysipèle. Malgaigne a voulu dans son livre réagir contre l'opinion commune, qui regarde comme très fréquente la production d'escharres au sacrum chez les gens âgés, atteints de fractures du fémur. Il prétend que les vieillards supportent le lit aussi bien que les adultes, et qu'il a traité des sujets de soixante-dix, soixante-quinze, quatre-vingts ans et plus, sans voir survenir la moindre apparence d'excoriation; il ajoute, il est vrai, que cette complication ne tarde pas à survenir lorsqu'il se produit incidemment quelque affection générale ou viscérale, scorbut, pneumonie, diarrhée, etc. Je vous cite l'opinion de Malgaigne, parce que c'est celui, des classiques que vous avez à votre disposition, qui s'est le plus occupé de cette question du pronostic. Mais ce que Malgaigne ne dit pas, ce que sans doute on ignorait à l'époque où il a composé son magnifique Traité, c'est que le traumatisme est trop souvent la cause occasionnelle du développement de l'une de ces affections viscérales, plus ou moins latentes jusque-là, auxquelles il reconnaît une si grande importance sur la marche des complications.

Je ne perds jamais une occasion de vous signaler l'influence des états constitutionnels sur la marche des traumatismes et *vice-versâ.* Je viens d'en avoir tout récemment un exemple dans ma pratique privée. J'avais à donner des soins à une demoiselle de soixante-deux ou soixante-trois ans, pour une fracture simple du quart inférieur du fémur, siégeant un peu plus bas que chez notre blessé, mais sans raccourcissement notable. J'avais pu me borner à l'application d'un appareil de Sculttet remplacé, au bout de trois semaines, par un appareil inamovible. J'avais pris la précaution de munir la malade d'un matelas hydrostatique, elle s'asseyait fréquemment sur son lit ; à partir du quarante-cinquième jour elle se levait quelques heures ; malgré tout elle fut prise d'excoriations aux fesses, et ces excoriations devinrent le point de départ d'un érysipèle qui l'emporta en huit jours, au bout de deux mois, alors que la fracture était consolidée. Pourquoi cela? C'est qu'une quinzaine de jours après l'accident j'avais vu survenir un œdème considérable du membre sain, œdème qui envahit la paroi abdominale et s'accompagna d'une légère ascite. Je ne trouvai à aucun moment trace d'albumine dans les urines, et je ne pus attribuer cette anasarque — l'autopsie n'ayant pu être faite — qu'à certains troubles de la circulation cardiaque révélés par l'auscultation. Et notez bien que jusqu'au moment de l'accident cette vieille demoiselle jouissait d'une santé en apparence satisfaisante. Les téguments œdématiés s'écorchèrent, et ces petites plaies superficielles furent l'origine d'un érysipèle ambulant, dont la marche rapide et la terminaison funeste m'eussent sans doute été expliquées par quelque lésion viscérale, si j'avais pu pratiquer l'autopsie.

Ne vous étonnez pas, Messieurs, si j'insiste sur ce point. Il n'y a pas que les excoriations, les escharres au sacrum et l'érysipèle qui soient ainsi aggravés par un état fâcheux de la constitution. Nous avons, il y a quelque temps, pratiqué une autopsie très instructive à cet égard. Rappelez-vous ce vieil alcoolique qui était entré dans le service pour une brûlure, au quatrième degré il est vrai, mais très circonscrite (de cinq à six centimètres carrés) de la face antérieure du genou. Au bout de trois jours, il fut pris d'une congestion pulmonaire à laquelle il succomba très rapidement, avant même que l'inflammation suppurative eût pu complètement s'établir autour de l'escharre. Nous avons trouvé à l'autopsie une dégénérescence graisseuse très accentuée des reins, du foie et du cœur. Ici encore le traumatisme avait réveillé la diathèse qui sommeillait, et indirectement occasionné la mort du blessé.

Mais laissons ces digressions et revenons à notre sujet. Nous n'avions pas grand'chose à redouter chez cet ouvrier vigoureux, non alcoolique, et n'ayant pas cinquante ans, du fait de lésions viscérales latentes. Nous n'avions qu'à nous inquiéter de l'inconvénient d'un raccourcissement de cinq centimètres et de la possibilité d'une raideur consécutive du genou.

Le raccourcissement dans les fractures du fémur mérite la plus grande attention de la part du chirurgien. Vous devez le mesurer avec le plus grand soin dès votre arrivée près du blessé, et prendre toutes les précautions possibles pour éviter les erreurs. Chez notre sujet, il y avait des difficultés réelles pour la constatation de ce déplacement : il avait une fracture de jambe du côté opposé, cette fracture s'accompagnait elle-même de raccourcissement; il était donc impossible, pour établir une constatation rigoureuse, de se régler sur les points de repère ordinaires : épine iliaque antéro-supérieure d'une part, l'une des deux malléoles de l'autre. Ayez toujours grand soin de faire coucher le blessé de façon que les deux épines iliaques soient situées au même niveau, que l'une ne soit pas plus abaissée que l'autre, et que le ruban qui les rejoint soit perpendiculaire à l'axe du corps. Cela fait, placez les membres inférieurs dans une situation identique et prenez pour points de repère supérieurs les deux épines iliaques antéro-supérieures. Vous ferez bien, si le malade est un peu gras, de noter ces points à l'encre. Chez notre blessé, nous eussions pu choisir comme points de repère inférieurs, la partie la plus saillante des condyles externes; mais en raison de l'épaisseur de la peau, nous avons préféré le bord supérieur de la rotule. Nous avons trouvé cinq centimètres de différence entre la longueur de la cuisse saine et celle du côté blessé. On voit quelquefois des chevauchements plus considérables, souvent aussi de beaucoup moindres; nous étions dans des conditions favorables pour étudier la valeur du traitement que nous appliquerions; car c'est un des déplacements les plus difficiles à réduire et surtout à maintenir réduits. Très souvent même, lorsqu'on ne s'oppose pas à la rétraction consécutive des muscles, résultat ordinaire de la *myosite traumatique* qui se développe au voisinage du foyer de la fracture, on le voit s'exagérer pendant les jours qui suivent l'accident. La fracture du corps du fémur est certainement, en raison du nombre, du volume et de la force des muscles qui s'insèrent au fragment inférieur, celle qui subit le plus, dans ses déplacements, l'influence de l'action musculaire. Nulle part ailleurs, on ne trouve de chevauchement aussi considérable, pour peu que le trait de fracture soit oblique; nulle part ailleurs, on ne rencontre autant de difficultés pour obtenir et maintenir la réduction.

J'ai profité de l'occasion pour vous donner une preuve de l'impossibilité où se trouve le chirurgien de réduire les fractures du fémur, avec raccourcissement de cinq centimètres, au moyen de tractions opérées par les aides selon la méthode habituelle d'extension et de contr'extension, et j'espère que cet exemple restera gravé dans votre mémoire. Retenez bien que ceux qui s'imaginent obtenir en pareil cas la réduction au moyen de ces simples manœuvres sont le plus souvent, pour ne pas dire toujours, le jouet d'une illusion; on arrive à ramener les talons au même niveau, mais on ne s'aperçoit pas que cette réduction n'est qu'apparente, et qu'on a tout simplement abouti à incliner le bassin du côté de la fracture. La contraction et le spasme des muscles opposent un obstacle invincible. On a cherché le moyen de vaincre ou d'annihiler ces résistances. Pour surmonter l'effort des muscles, on a employé des lacs, voire même des machines. Ce sont des auxiliaires qui ne seraient pas à dédaigner, si nous n'avions pas de moyens plus simples à notre disposition. Pour avoir raison de la contraction musculaire on conseillait autrefois la saignée, la diète, etc.; de nos jours on a eu recours à l'anesthésie chloroformique. Dans mon opinion, le chloroforme est un agent de réduction qu'on ne doit employer que comme ressource extrême; vous rencontrerez un certain nombre de blessés chez lesquels, en raison de l'âge, de certaines affections concomitantes, etc., il sera formellement contre-indiqué ou du moins dangereux d'y avoir recours; et d'autre part on a cité des accidents produits par les mouvements énergiques et désordonnés, que provoque quelquefois une période d'excitation prolongée ou intense; avant d'arriver à la résolution, les déplacements s'aggravent; les déchirures du périoste, des muscles et des aponévroses s'étendent; M. Gosselin a même vu dans un cas, malgré toutes les précautions qu'il prenait, le fragment supérieur perforer la peau, et transformer ainsi la fracture simple en une fracture compliquée des plus graves.

Est-ce à dire, Messieurs, qu'il faille juger la situation irrémédiable et renoncer à corriger le déplacement? Ce n'est pas là ma pensée, comme vous l'allez voir : je prétends au contraire qu'on peut y arriver le plus souvent aisément et sans accident.

Supposons la chose faite, reste à remplir une dernière et indispensable condition : celle de maintenir en place les fragments réduits, qui sont le plus souvent par l'obliquité de leurs extrémités et la tension des muscles, sollicités à se déplacer.

Tel est le but de cette grande classe d'appareils auxquels on a donné le nom d'appareils *à extension continue.* Ce n'est pas ici le lieu d'entamer l'histoire de cette importante méthode de traitement des fractures du fémur. Je vous parlerai seulement de l'appareil que vous m'avez vu employer chez ce blessé; il est très simple, facile à confectionner partout, très aisément supportable et m'a déjà donné plusieurs succès qui m'inspirent une grande confiance. Je suis heureux de l'occasion qui m'est offerte de l'expérimenter au grand jour de la clinique. Il fait partie des procédés qui se rattachent à la méthode, dite *méthode américaine* en raison de la vogue dont l'extension continue jouit de nos jours dans la chirurgie américaine, spécialement pour le traitement de la coxalgie. Voici, pour ma part, comment j'ai fait la connaissance de ce procédé. Je me promenais en 1867 à l'Exposition Universelle avec un de mes collègues de l'armée, quand on nous offrit une brochure intitulée : *Description d'un appareil perfectionné à extension continue pour le traitement des fractures de la cuisse*, en usage à l'hôpital de New-York pendant les six dernières années et aux hôpitaux généraux de l'armée des Etats-Unis pendant la guerre civile, présenté par Gurdon-Buck M. D. chirurgien de l'hôpital de New-York et de l'hôpital de Saint-Luc, etc., etc.

Mon attention fut attirée par le titre de cet opuscule : car deux ans auparavant j'avais écouté avec le plus grand intérêt à la Société de Chirurgie les communications de M. L. Lefort sur la manière dont les chirurgiens américains traitaient la coxalgie par l'extension continue.

Voici comment l'auteur décrit l'appareil et son mode d'emploi (1) :

(1) Cet appareil, plus ou moins modifié, a été employé, à ma connaissance, par un certain nombre de chirurgiens, qui ne l'ont pas attribué à Gurdon-Buck; ce dernier, du reste, fait observer que ce sont les communications de Henry G. Davis sur le

Parties constitutives. — « Deux bandes de flanelle de Canton ou » de fort coton recouverte d'emplâtre adhésif. Chaque bande a » deux pouces et demi de large et deux pieds de long. A l'extrémité » de l'une d'elles est attaché un morceau de tissu élastique de caout- » chouc de deux pouces de large sur dix de long. Une boucle de » dimensions proportionnées est fixée à l'extrémité de l'autre bande.

» Une planchette de bois de trois pouces et demi transversalement » et de trois pouces verticalement.

» Une bande périnéale pour la contr'extension. La portion périnéale » est constituée par un tube de caoutchouc d'un pouce de diamètre, dans » l'intérieur duquel se trouve un autre tube en mousseline, rempli de » son et dont les deux extrémités débordent le tube de caoutchouc » de la longueur d'un pouce. A chaque extrémité du tube de mous- » seline, on fixe un anneau métallique qui est ensuite repoussé à » l'intérieur du tube de caoutchouc pour lui être aussi attaché. Cette » disposition évite l'extension forcée du tube de caoutchouc.

» Deux courroies fixées aux anneaux qui terminent la portion » périnéale, servent à l'allonger et permettent de la placer à la tête » du lit.

» Une ceinture qui contourne le côté opposé du corps, et maintient » la direction de la bande périnéale dans celle de l'axe du corps et » du membre.

» La bande périnéale est aussi entourée d'un petit morceau de flanelle » de Canton ou de toute autre étoffe souple à échanger aussitôt qu'elle » est souillée.

» Quatre attelle-gouttières pour la cuisse garnies de flanelle, et » destinées à envelopper la fracture. Elles sont maintenues en place » par trois bandes de tissu élastique terminées à l'une de leurs » extrémités par une boucle.

» En regard du pied de lit, un montant qui supporte une roue à gorge » de poulie ; il est fixé au plancher par trois écrous. »

Mode d'emploi. — « On doit appliquer d'abord les bandes d'em- » plâtre adhésif, une de chaque côté de la jambe depuis un point immé- » diatement au-dessus des malléoles jusqu'au siège de la fracture. On » entoure ensuite le membre d'un bandage, comme à l'ordinaire, en

traitement de la coxalgie par l'extension permanente au moyen d'une poulie et de poids qui lui donnèrent l'idée d'appliquer le même mode de traitement aux fractures de cuisse.

» commençant par les orteils et en recouvrant ensuite les bandes em-» plastiques tout en laissant libres leurs extrémités inférieures. La » bande de tissu élastique est ensuite conduite sous la plante du » pied et passée dans la boucle de l'autre côté du pied; dans l'anse » qu'elle détermine se place la petite planchette; une corde lui est » attachée qui glisse dans la poulie et à l'extrémité de laquelle est » suspendu un poids. Cette disposition unit l'élasticité à la force » extensive, elle maintient les bandes emplastiques doucement ten-» dues et s'oppose à ce qu'elles compriment les malléoles.

» Le poids mis en usage doit être proportionné à la résistance à vaincre » et à la tolérance du blessé. Il ne peut quelquefois endurer au début » que 5 ou 6 livres, et plus tard il supporte un poids plus considérable.

» Quand une fracture a eu lieu, plus tôt elle est réduite et plus tôt le » traitement est commencé, mieux cela vaut. Les contractions spas-» modiques des muscles cessent, et le blessé est aussitôt soulagé. Pour » permettre l'application des lotions sur le lieu de la fracture pendant » les premiers jours, le bandage ne devra pas être appliqué au-dessus » du genou. On roulera les extrémités des bandes emplastiques, et on » les gardera en réserve. Au bout de six à huit jours, on les appliquera » sur la cuisse et on les recouvrira par le bandage. Les attelles » seront alors posées et maintenues à l'aide de trois bandes élastiques. » Pour compléter l'appareil, la bande périnéale sera mise en place, » ajustée et fixée à la tête du lit, de telle sorte qu'elle soit dans la » direction de l'axe du corps et du membre.

» Enfin le membre doit être soulevé par un coussin de crin suffisant » pour éviter la pression du talon.

» L'expérience a fait voir que dans la plus grande partie des cas » soumis à cette méthode de traitement on peut se dispenser d'avoir » recours à la bande périnéale, le poids du corps suffit à contre-» balancer l'extension.

» On peut accroître cet effet en élevant le pied du lit de cinq à » six pouces au-dessus du plancher. »

L'appareil que nous avons appliqué au malade n'est autre que celui de Gurdon-Buck, sauf quelques petites modifications de détail.

Au lieu d'une seule bande de diachylon, dont l'application le long de la jambe produit quelquefois des plis, nous en employons six de deux centimètres et demi à trois centimètres de large. Elles viennent former une anse sur la petite planchette munie d'un crochet en fer auquel on attache la corde ou le lacs élastique qui supporte les poids. Trois des bandelettes passent au-dessus, les trois autres au-dessous du crochet, ce qui assure l'équilibre de la planchette. Elles sont maintenues sur la jambe par des circulaires indépendantes les unes des autres et également en diachylon. La poulie, au lieu d'être supportée par un montant de bois fixé au plancher, est mobile et s'attache par un crochet et une vis de pression au pied du lit.

Je maintiens la direction du fémur au moyen de trois attelles munies de coussins ordinaires ; deux latérales, enveloppées dans un drap fanon qui entoure la cuisse, une antérieure ou antéro-externe, selon le plus ou moins de tendance à la saillie angulaire ; le tout est fixé par des courroies élastiques à boucles. Je me passe de bande périnéale pour la contr'extension en exhaussant le pied du lit. Je laisse le genou libre de manière à pouvoir le fléchir plus ou moins et varier la position dans le cours du traitement. Pour s'opposer au renversement du pied en dehors, il suffit de disposer convenablement le coussin qui supporte la jambe, ou, au besoin, d'embrasser le bord externe du pied au moyen d'une compresse dont les chefs s'attachent en dedans au cerceau en fer placé au-dessus du membre, et solidement fixé.

Je n'ai qu'une recommandation à vous faire au sujet du choix des matériaux nécessaires à la confection de l'appareil : elle a trait au diachylon ; certains diachylons sont irritants, j'en ai vus qui déterminaient de la rougeur, une éruption vésiculeuse et des excoriations de la peau. Je sais bien que la sensibilité du tégument à l'action des irritants varie selon les individus ; mais j'ai pu m'assurer plusieurs fois que les inconvénients que je vous signale tenaient à l'usage d'un emplâtre agressif, puis qu'ils disparaissaient par le changement du diachylon.

Avec cet appareil, si mes prévisions se réalisent, vous verrez la consolidation s'opérer dans les conditions les plus favorables. Peu à peu le membre fracturé s'allongera, et le raccourcissement aura disparu lorsque l'organisation du cal commencera. La surveillance sera facile, et il sera possible de conserver à l'os sa configuration normale.

Mais je vous ai signalé un autre danger : c'est la raideur du genou, conséquence ordinaire des fractures du fémur.

On a de tout temps observé la difficulté qu'éprouvent les blessés atteints de fracture du fémur à fléchir le genou après la consolidation, le gonflement et la douleur de l'articulation auxquels ils restent longuement sujets : ce résultat a été attribué à des causes variées. Tessier, de Lyon, a démontré que, lorsqu'une articulation était longtemps immobilisée, il se formait dès le second mois, dans la cavité synoviale, des épanchements de sérosité claire ou sanguinolente, et des fausses membranes d'aspect scorbutique qui envahissaient même les tissus environnants; il était tout naturel d'attribuer à cette variété d'arthrite les fausses ankyloses qui succèdent trop souvent au traitement prolongé des fractures du fémur. Mais l'inflammation de l'articulation du genou apparaît dans ces cas avec une rapidité qui exclut l'influence de l'immobilisation prolongée. Nous avons constaté le fait chez notre blessé; dès ma seconde visite, je vous ai fait observer et toucher du doigt un épanchement abondant du genou, qui mesurait quinze millimètres de plus que son congénère.

Malgaigne a beaucoup insisté sur l'hydarthrose du genou, spécialement pour les fractures sus-condyliennes; il l'attribuait à la contusion primitive de l'articulation, à l'irritation de la séreuse par l'engorgement des parties molles voisines, et, pour une époque plus éloignée, à des mouvements un peu trop brusques imprimés à la jointure.

Depuis quelques années, l'attention ayant été appelée sur ce point par divers chirurgiens, on a reconnu que c'était une complication, pour ainsi dire constante, non-seulement des fractures sus-condyliennes, mais de toutes les fractures du corps de l'os. C'est en général un accident précoce, un accident des premiers jours, on l'a même vu se développer au bout de quelques heures; l'épanchement se montre avec d'autant plus de rapidité, il est d'autant plus abondant que la fracture est plus rapprochée du genou. Vous trouverez sur ce point des détails intéressants dans la thèse du docteur P. Berger (Paris, 1873).

Il faut tenir compte dans le développement des rigidités articulaires ultérieures de cette arthrite des premiers jours, car elle persiste souvent très longtemps et quelquefois même après la consolidation de l'os.

Il me paraît utile également de vous indiquer quelles sont les causes qui semblent la produire et celles qui en retardent la disparition. Ce sont des hypothèses que vous devez connaître, car elles servent à expliquer les faits; mais je ne vous les impose pas toutes, la question ne me paraissant pas définitivement jugée.

Il est une première catégorie de faits pour lesquels l'explication est facile : ce sont ceux dans lesquels on trouve une contusion ou une entorse de l'articulation (1). Ces lésions rendent suffisamment compte de l'arthrite et de l'hydarthrose, mais alors l'articulation est le siège de douleurs spontanées ou provoquées qui éclairent le chirurgien sur la nature des lésions.

Pour les autres cas, on invoque ou bien la transsudation à travers le cul-de-sac supérieur de la synoviale de la partie séreuse du sang qui s'écoule du foyer de la fracture ou bien la propagation à l'articulation le long du périoste de l'inflammation qui se déclare dans le même foyer.

La première hypothèse, celle de MM. Gosselin et Berger, est basée sur des autopsies dans lesquelles une infiltration sanguine, ayant son point de départ à la surface et au voisinage des extrémités des fragments, arrive jusque dans le tissu cellulaire péri-synovial du genou; alors même qu'il n'y a pas de déchirure de la synoviale, le sérum du sang pénétrerait dans la cavité de l'article par exosmose. Tout récemment même, M. Lannelongue est allé plus loin; communiquant à la Société de Chirurgie l'autopsie d'une fracture située à l'union du tiers moyen avec le tiers inférieur du fémur chez un enfant mort huit jours après l'accident, ce chirurgien a soutenu que les globules du sang, provenant d'un caillot noir lamellé en contact avec la surface externe de cette synoviale, avaient pénétré en même temps que le sérum dans la cavité articulaire, où on avait rencontré un liquide abondant renfermant un grand nombre de globules rouges, les uns normaux, les autres déformés, alors que la synoviale ne présentait de déchirure en aucun point de sa

(1) J'ai eu l'occasion de pratiquer récemment l'autopsie d'un maçon qui, à la suite d'une chute d'un premier étage ayant déterminé des fractures multiples, avait succombé cinq heures après l'accident aux conséquences d'une rupture traumatique de l'oreillette gauche du cœur. Parmi les nombreuses fractures dont cet individu était porteur, se trouvait une fracture du corps du fémur à l'union du tiers moyen et du tiers inférieur. J'ai constaté une contusion de la portion articulaire du fémur correspondant à la face inférieure de la trochlée fémorale et caractérisée par une infiltration sanguine de la couche superficielle de l'os que le lavage n'a pu faire disparaître et dont on mesurait facilement la profondeur en entaillant l'os au moyen du bistouri. Des ecchymoses extérieures à la capsule articulaire se rencontraient en divers points; il n'en existait pas de traces autres que celles dont je viens de parler dans l'intérieur de l'articulation, aucune sous le feuillet séreux de la synoviale. Seulement, dans la portion de cette membrane en rapport avec la face antérieure du fémur, on constatait dans une étendue de trois à quatre centimètres une vascularisation de nature évidemment congestive, sinon déjà inflammatoire, et quelques cuillerées de synovie non sanguinolente se trouvaient dans l'article. Un épanchement de sang considérable s'était formé au voisinage de la fracture, mais sa limite inférieure se trouvait à quatre travers de doigt du cul-de-sac de la synoviale.

surface : il y aurait eu une véritable diapédèse. Cette opinion a rencontré des contradicteurs.

MM. Gosselin et Berger ont encore invoqué une gêne de la circulation de retour de la synoviale causée par la rupture des vaisseaux du périoste, de l'os et de la moelle.

Je ne me crois pas autorisé à me prononcer entre ces diverses hypothèses ; pour vous, Messieurs, retenez surtout les faits qui leur servent de base ; à l'occasion, vous jugerez plus tard par vous-mêmes.

Alors qu'on accusait exclusivement le traitement de la production des hydropisies synoviales dont je vous parle, on s'en prenait à la constriction du genou produite par les appareils et contrariant la circulation de retour ; on admettait encore avec Malgaigne que l'extension du membre était l'un des agents responsables des raideurs articulaires, et surtout, comme je vous l'ai dit tout à l'heure, on professait avec Tessier que la cause la plus puissante était l'immobilité prolongée de la jointure. Ce sont là des influences dont je vous engage à tenir grand compte. Leur action me paraît démontrée par des faits incontestables, et si elles ne peuvent, dans la majorité des cas, expliquer l'arthrite prématurée qui fait l'objet de cette discussion, elles n'en sont pas moins favorables à son entretien, et vous devez vous ingénier à en annihiler les effets.

Et c'est précisément, Messieurs, le résultat que j'espère obtenir, en appliquant le mode de traitement que je vous ai décrit tout à l'heure.

L'appareil de Gurdon-Buck nous met à même de combattre par une traction continue et de force moyenne les effets de la rétraction musculaire ; il laisse le genou libre et dégagé de toute constriction dangereuse ; il nous permettra d'imprimer de temps en temps, aussi souvent que nous le jugerons convenable, des mouvements modérés de flexion à l'articulation du genou ; bref, il obéit aux indications les plus rationnelles, en nous permettant de prévenir le raccourcissement du membre et la raideur articulaire.

Nota. — Tout s'est passé conformément à nos prévisions. Les poids employés furent : 23 novembre, 4 kilog.; 25 novembre, 6 kilog.; 28 novembre, 10 kilog.; 30 novembre, 12 kilog.; 24 décembre, 7 kilog.; 15 janvier 1879, 3 kilog.

Le 25 novembre, le raccourcissement mesurait 2 centimètres et demi ; il était presque inappréciable le 30, nul le 4 décembre.

L'appareil à attelles fut placé le 3 décembre à la cuisse.

L'hydarthrose du genou diminua progressivement : elle avait totalement disparu lors de l'examen du 24 décembre.

Ce jour-là également, on ne constata plus la moindre mobilité anormale. Le malade, très indocile, ne laissa jamais le genou dans l'extension absolue; il exécutait des mouvements limités de flexion, que nous exagérâmes dès le 24 décembre. Pendant tout le cours du traitement, on plaça très souvent sous le jarret des coussins qui augmentaient la flexion et donnaient du bien-être au blessé.

Je ne lui permis de se lever que le soixante-quinzième jour; mais depuis près de trois semaines, il imprimait au membre des mouvements assez étendus dans son lit.

Le 20 janvier, nous trouvons à la mensuration pour chaque membre, 91 centimètres et demi de l'épine iliaque antéro-supérieure; à la malléole, 48 centimètres de la même épine au bord supérieur de la rotule.

Quand le blessé sortit de l'hôpital le 7 mars 1879, il marchait sans béquille depuis quinze jours, et ne présentait ni raccourcissement ni raideur du genou.

Il est depuis revenu nous voir à la consultation, et la mensuration a toujours donné les mêmes résultats.

V

Luxations de l'épaule. — Traitement par les procédés de douceur.

MESSIEURS,

Depuis que vous fréquentez le service chirurgical de Sainte-Eugénie, vous avez pu constater un fait observé par tous les chirurgiens, et mis en évidence par les statistiques, par celle de Malgaigne (*Traité des fractures et des luxations*, t. II, p. 8), et celles plus récentes et plus restreintes, que Gurlt (*Monatsblatt für med. statistik*, 1857, n° 1), et O. Weber (*Chirurgische Erfahrungen und Untersuchungen*, 1859, p. 189), ont dressées à l'instar de notre savant compatriote, je veux dire la fréquence plus grande des luxations de l'épaule comparée à celle des autres déplacements articulaires.

Ce fait qui s'explique, ainsi que Paré l'avait remarqué il y a plus de trois siècles, par la disproportion qui existe entre la cavité glénoïde et la tête humérale, par la faiblesse relative de la capsule orbiculaire, et enfin par l'étendue des mouvements de l'article, se reproduira certainement plus tard dans votre pratique.

Aussi, ai-je pensé devoir appeler aujourd'hui encore votre attention sur une affection chirurgicale dont il vous importe de bien connaître le traitement, afin de ne pas vous exposer à des insuccès peu honorables dont, suivant la juste expression d'A. Cooper, un malade estropié reste le vivant témoignage.

Les luxations les plus fréquentes forment un groupe spécial auquel on a pu, sans s'exposer à l'accusation de néologisme, donner le nom de *groupe coracoïdien*. M. le docteur Panas (*Dictionnaire de médecine et de chirurgie pratiques*, t. XIII, p. 451), modifiant une des dénominations en usage, les a distinguées sous les noms de luxations *extra-coracoïdienne*, *sous-coracoïdienne* et *intra-coracoïdienne*, suivant les rapports que la tête humérale affecte avec l'apophyse coracoïde. Les dernières variétés s'offriront le plus communément à votre observation : la luxation extra-coracoïdienne, ou autrement dite la *sous-coracoïdienne incomplète* des classiques, est très rare.

J'ai eu l'occasion de vous parler des signes de ces luxations, de vous indiquer quelle en était la valeur clinique, comment ils permettent de distinguer ces déplacements des diverses affections qui peuvent les simuler; je vous ai dit aussi l'importance qu'il faut attacher aux complications dont ils s'accompagnent quelquefois et en particulier aux paralysies musculaires dont vous avez pu étudier deux cas dans nos salles : je veux aujourd'hui examiner avec vous quelques points du traitement qui leur convient.

Comme dans toute espèce de luxations, le traitement doit être institué en vue de remettre la tête humérale en place, de favoriser par une immobilité suffisamment prolongée la cicatrisation des déchirures ligamenteuses et musculaires, de prévenir ou de combattre les complications, de rétablir les mouvements de l'articulation lésée.

Tous ces points, Messieurs, sont également importants : rappelez-vous bien que tout n'est pas dit lorsque le chirurgien a obtenu la réduction.

Les méthodes de réduction ont été justement divisées par Malgaigne en *méthode de douceur* et *méthode de force.*

Je ne vous parlerai aujourd'hui que de la première et spécialement des procédés que vous m'avez vu employer.

Il faut que vous sachiez bien, Messieurs, qu'il n'est pas toujours besoin de nombreux aides, de tractions faites avec une force plus ou moins considérable pour réduire les luxations de l'épaule. La meilleure preuve que je puisse vous en donner, c'est qu'elles se réduisent parfois spontanément avant toute tentative chirurgicale ou même après des tentatives infructueuses. Velpeau a cité l'observation d'un blessé qui était atteint d'une luxation intra-coracoïdienne datant de dix jours, et chez lequel l'avant-bras était soutenu par un bandage. La réduction se fit spontanément pendant la nuit sans que le bandage eût été défait, sans même que le malade eût fait de grands efforts. (*Bulletin de thérapeutique*, t. XXIV, p. 380.) Ségalas a vu une luxation de l'épaule se réduire seule, pendant qu'il disposait l'appareil pour la réduction. (*Nouveau Journal de médecine*, p. 37.) Je pourrais vous citer d'autres exemples. La chirurgie peut imiter la nature et essayer la réduction de ces luxations par des moyens dépourvus de violence.

Pour cela, Messieurs, il faut se rendre un compte aussi exact que possible des conditions qui influent sur la rentrée de l'os. Les deux principales sont la bonne ou mauvaise direction des tentatives chirurgicales et le plus ou moins de spasme des muscles péri-articulaires.

Je vous parlerai tout à l'heure de la traction continue destinée à combattre l'influence des muscles.

Les procédés qui ont pour but de réduire en dégageant la tête humérale par des mouvements appropriés constituent la méthode appelée par Malgaigne *méthode de dégagement*. Je vous en signalerai deux, qui sont les plus rationnels et le plus souvent suivis de succès ; ils ont, du reste, plusieurs points de contact ; ce sont : *la rotation en dedans* et *l'élévation du bras*.

Le procédé de *rotation en dedans* remonte à Hippocrate, qui, après avoir porté l'avant-bras du patient en arrière vers le rachis, appuyait d'une main sur l'acromion pour empêcher l'omoplate de basculer, élevait le coude de l'autre main en lui imprimant un mouvement de rotation en dedans. Malgaigne explique le succès qui suit quelquefois cette manœuvre par le relâchement de la capsule et des muscles péri-articulaires. Il faut ajouter que la rotation en dedans est indiquée par le mouvement de rotation en dehors que subit presque toujours l'humérus en se luxant.

Un autre procédé qui fut pratiqué par Brunus au XIIIe siècle, consiste dans *l'élévation du bras*. Oublié pendant cinq cents ans, préconisé ensuite en Angleterre par Thomson, Withe, Hey, Ch. Bell, en France par Mothe de Lyon, en Allemagne par Rust et Kluge, il n'avait pas, Messieurs, droit de cité dans la pratique de la chirurgie, quand, en 1828, Malgaigne le désigna à l'attention et le fit définitivement accepter. C'est pour cela qu'on le nomme procédé de *Malgaigne*. On l'appelle encore quelquefois procédé de *Mothe*.

Malgaigne élève le bras jusqu'à ce que son axe prolongé en arrière tombe sur la facette triangulaire qui termine l'épine de l'omoplate : c'est là du reste la limite de l'élévation à l'état normal.

La direction verticale que Mothe donnait au bras en le rapprochant de la tête et qui a reçu l'approbation de C. Sédillot et F. Gross (art. Luxations du *Dict. encyclop. des Sc. méd.* 2e série, t. III, p. 306), aurait l'inconvénient, d'après Malgaigne (*Traité des fractures et des luxations*, t. II, p. 477), de tendre outre mesure les muscles grand pectoral, grand rond et grand dorsal, d'appliquer le col huméral au contact de l'acromion et de déterminer par suite un frottement qui contrarie le glissement de l'humérus, enfin de fermer la route à la tête humérale en appliquant la longue portion du triceps sur la cavité glénoïde.

Malgaigne porte le coude non-seulement en dehors et en haut, mais encore un peu *en arrière*.

M. Ch. Sarazin conseille de le diriger en dehors, en haut et *en avant*. (Camus, *Essai sur la réduction par voie indirecte des luxations de l'épaule et de la hanche*, Thèses de Paris, 1871.)

Dans ce mouvement, la tête humérale forme l'extrémité d'un levier du premier genre dont l'autre extrémité est le coude, et le point d'appui l'insertion capsulaire; elle décrit donc un arc de cercle en sens inverse de celui du coude, et quittant l'apophyse coracoïde se déplace vers l'aisselle où les doigts du chirurgien la sentent alors plus ou moins superficiellement.

Pour que ce mouvement puisse s'opérer, il faut s'opposer à la bascule de l'omoplate. Malgaigne indique plusieurs moyens d'atteindre ce but. Quand le blessé n'a pas une grande force musculaire, il se contente d'appuyer la main gauche sur l'épaule, pendant qu'il agit avec la droite sur le bras. D'autres fois c'est un aide qui appuie sur l'acromion; chez les individus athlétiques, il enveloppe le haut de l'épaule avec une serviette dont les deux chefs ramenés en bas parallèlement au tronc sont confiés à deux aides. On peut encore à l'exemple de Mothe, pendant qu'on fait avec les mains l'élévation du bras, appuyer le pied sur l'acromion du blessé couché par terre ou sur la table d'opération.

La tête une fois dégagée et dans l'aisselle, il s'agit de la faire rentrer dans la cavité glénoïde.

Dans certains cas, il suffit pour cela du jeu des muscles; dans d'autres, il faut une légère traction ou un mouvement de rotation en dedans, ou encore une pression, d'ordinaire peu intense, exercée sur la tête de bas en haut par le chirurgien.

Quand ces manœuvres ne suffisent pas, on peut opérer la réduction en abaissant brusquement le bras, pendant que la main ou le poing fermé soutient la tête dans l'aisselle.

Ch. Sarazin conseille d'adjoindre à l'abaissement du bras la rotation de l'humérus en dedans, comme Lacour; ce double mouvement a pour effet de diriger la tête humérale en *haut* et en *dehors*, c'est-à-dire vers la cavité glénoïde.

Je vous recommande ce procédé qui m'a plusieurs fois réussi. Seulement je vous conseille de faire, au préalable, bien constater la réalité de la luxation : il m'est arrivé un jour de voir un blessé manifester des doutes sur l'existence du déplacement, tellement le procédé de réduction lui avait paru simple.

Je vous recommande également, pendant que vous élèverez le bras à la hauteur que je vous ai indiquée, et surtout lorsque vous êtes sur le point d'essayer la coaptation, de chercher à distraire l'attention du blessé pour éviter la contraction volontaire des muscles de l'épaule. Cette manière de faire était habituelle à Dupuytren qui lui dut plusieurs succès : je ne vous conseille pourtant pas les claques sur la figure ou les gros mots que la tradition attribue à ce grand chirurgien.

Dupuytren, vous disais-je, essayait par ce stratagème, de s'opposer à la contraction volontaire des muscles de l'épaule au moment de la coaptation.

Ceci m'amène à vous parler des conditions suivant lesquelles s'exerce l'action musculaire sur la tête luxée. Elles sont complexes, et je crois utile d'appeler votre attention sur ce point.

A l'état normal, alors même que les muscles sont en repos, ils sollicitent quand même les leviers osseux sur lesquels ils s'insèrent. Cette action, ils la doivent à un mode particulier de tension qui leur est habituel et auquel les physiologistes ont donné le nom de *tonicité musculaire*. La tonicité musculaire continue à agir sur la tête humérale, lorsqu'elle est déplacée. Mais cette résistance serait facile à vaincre, si les tentatives de réduction n'amenaient dans les muscles péri-articulaires des contractions spasmodiques, les unes volontaires et les autres réflexes. Vous verrez souvent des sujets irritables s'émouvoir à la vue des apprêts de la réduction ; avant que vous ne les touchiez, ils contractent leurs muscles, et c'est pour ceux-là que vous pouvez employer avec succès les petits moyens de Dupuytren. Mais même chez des sujets raisonnables et de sang-froid, vous voyez encore les muscles entrer en contraction, malgré toute la bonne volonté du blessé, dès que les manœuvres de la réduction les tiraillent et occasionnent de la douleur. Pour éviter dans la mesure du possible ces contractions volontaires ou réflexes, vous agirez toujours sans brusquerie, sans soubresauts, et avec lenteur.

Sachez-le, Messieurs, la contractilité musculaire est le grand ennemi, c'est l'obstacle le plus ordinaire et le plus considérable à la réduction des luxations récentes. Les difficultés s'accroissent pour les cas où la réduction n'est pas immédiate. Sous l'influence de l'inflammation qui s'empare du foyer de la luxation, la douleur, s'exagérant, amène des contractions plus énergiques ; d'autre part les muscles se rétractent et perdent leur élasticité.

A l'état normal, il n'est rien de plus élastique que les muscles ; ils s'allongent aussi facilement qu'une fibre de caoutchouc, et quand ils sont relâchés vous voyez les membres osciller aussi facilement que si les articulations qui les supportent étaient disséquées et dépourvues de leur revêtement musculaire. Survienne une inflammation de la fibre musculaire ou même des tissus du voisinage, les choses changent de face, les muscles refusent de se laisser allonger ; il faut, pour vaincre leur résistance, des tractions beaucoup plus considérables ; et parfois même ils se laissent plutôt rompre que distendre. Quand on étudie avec soin les lésions anatomiques de la *myosite traumatique*, on ne saurait s'étonner que, sous l'influence du processus inflammatoire qui se développe dans le tissu conjonctif interfasciculaire aussi bien que dans l'intérieur des gaînes du sarcolemme, se produisent des modifications dans l'élasticité et la rétractilité musculaires. Malgaigne désigne ce phénomène sous le nom de *rétraction pathologique ;* d'autres l'ont appelé *contraction tonique permanente*. Et dans les cas mêmes où la fibre musculaire ne s'enflamme pas elle-même, il se passe là quelque chose d'analogue à la contracture qu'on observe si souvent dans les affections articulaires, ou encore aux convulsions toniques du tétanos ; l'élasticité musculaire est en même temps annihilée : d'où l'énorme résistance que les muscles opposent aux tractions, et les dangers auxquels ces dernières exposent quand elles sont immodérées ou aveuglément appliquées ; il est bon dans certaines circonstances d'attendre que l'inflammation soit dissipée avant de tenter la cure de la luxation.

C'est ainsi que vous devez comprendre l'influence des muscles sur la réduction des dislocations de l'épaule. Assurément ce n'est pas le seul obstacle ; la preuve en est qu'il est des luxations *irréductibles* malgré tout, malgré même l'anesthésie poussée jusqu'à la résolution musculaire la plus complète. J'en ai vu moi-même, en 1872, deux exemples dans le même hôpital, à Paris, et dans deux services différents.

Parmi les procédés de douceur, inventés pour combattre l'action musculaire, je vous signalerai : 1° le procédé de Th. Anger et Legros ; 2° celui d'A. Desprès ; 3° l'emploi du chloroforme.

1° *Procédé de Th. Anger et Legros.* — On le désigne encore du nom de procédé par les tractions élastiques. Nous l'avons employé sous vos yeux, tel qu'il a été décrit en 1866 dans la *Gazette des Hôpitaux.*

On établit la *contr'extension* en fixant à l'un des montants du lit d'hôpital les deux chefs d'un drap plié en cravate, appliqué par son plein sous l'aisselle malade, et croisé sur l'épaule saine. L'*extension* se fait au moyen d'un tube de caoutchouc, gros comme le petit doigt et long de 60 centimètres, qui va se fixer à l'autre montant du lit après avoir été introduit dans l'anse d'une alèze ou de bandelettes de diachylon appliquées sur le bras. On peut doubler, tripler, quadrupler la puissance de ce tube en l'enroulant deux, trois, quatre fois sur lui-même.

J'ai appelé votre attention sur les divers phénomènes qui se sont produits chez notre blessé : la gêne de la circulation de retour, qui se traduisait dans l'avant-bras par le gonflement des veines et la congestion de la peau, les fourmillements que le malade éprouvait dans la main, ennuis momentanés qui disparaissent quand on cesse les tractions continues. Je vous ai montré aussi les contractions fibrillaires qui se produisaient dans les muscles des parois antérieure et postérieure de l'aisselle, sous forme de secousses oscillatoires se dessinant sous la peau et contrastant avec l'immobilité absolue des fibres du deltoïde, dont nous avions reconnu la paralysie avant de commencer les manœuvres de réduction. Vous avez pu suivre l'état de fatigue musculaire et de malaise général dont se plaignait notre malade. Nos tentatives ne furent pas couronnées de succès : la tête se déplaçait visiblement et se rapprochait de la cavité glénoïde, mais pas assez pour permettre une *coaptation* efficace. Au bout de vingt minutes, je m'avisai d'adapter au tube de caoutchouc un lacs, que je fis réfléchir autour du montant du lit et que je confiai à un aide, en lui recommandant de tirer progressivement, adjoignant ainsi un certain degré de force au procédé de douceur d'Anger et Legros. Après cinq minutes, le malade, baigné d'une sueur froide, demandait grâce : j'espérais qu'une syncope me permettrait cette fois de pratiquer la coaptation pendant la continuation des tractions ; je me vis bien près de réussir, mais le malade se refusant à continuer cet essai, je dus recourir au chloroforme. Malgré cet échec, qui est peut-être dû à ce que la luxation n'était plus tout à fait de date récente (56 heures), ou encore à ce que nous n'avons pas eu assez de patience, je crois que c'est un bon procédé, et je me propose de l'essayer de nouveau.

2° *Procédé d'A. Desprès.* — La *contr'extension* se fait, comme dans le procédé que je viens de vous décrire, au moyen d'un drap plié en cravate et dont les chefs, passant l'un en avant, l'autre en arrière de la poitrine, sont confiés à un aide. L'*extension* est pratiquée par un second aide, qui empoigne des deux mains le bras au-dessus du coude, après l'avoir entouré d'un linge mouillé pour que les doigts ne glissent pas. Les deux aides se renversent en arrière et exercent, *seulement par leur propre poids*, une traction continue en sens inverse sur les muscles du bras et de l'épaule, traction qui équivaut en moyenne à 13 kilogrammes. Dès que ces aides sont fatigués, ce qui arrive vers la troisième minute, il faut les remplacer par deux autres, et ainsi de suite, en veillant à ce que les tractions ne soient à aucun moment discontinuées ou relâchées. Le chirurgien suit le déplacement de la tête, et quand elle se trouve en regard de la cavité glénoïde, ce qui arrive d'ordinaire vers la huitième minute, quelquefois après un quart d'heure chez les sujets fortement musclés, il opère la *coaptation*. Il suffit quelquefois, pour l'obtenir, de faire exécuter de légers mouvements de rotation de l'humérus à l'aide qui tire sur le bras.

Ce procédé est simple et sans danger ; il réussit sûrement sur toute luxation qui ne date pas de plus de huit jours; c'est du moins ce qu'affirme l'auteur qui a traité ainsi plus de 90 cas sans aucun insuccès. (A. Desprès, *la Chirurgie journalière*, p. 125 et suiv.) (1).

On peut reprocher au procédé de Desprès un désavantage que ne présente pas celui d'Anger et Legros, c'est la nécessité de recourir à des aides qui ne seront pas toujours bien stylés et qui ne produiront pas toujours la *continuité* de traction nécessaire à la réussite de l'opération. C'est au chirurgien à prendre ses mesures pour parer à ce petit inconvénient, et j'appelle votre attention sur un mode de réduction qui se présente avec un pareil chiffre de succès, parce que le procédé dont il me reste à vous parler présente des dangers.

3° *Emploi du chloroforme.* — Vous nous avez vu bien des fois,

(1) Ce procédé nous a réussi deux fois pendant le semestre d'hiver 1878-1879, une fois entre autres pour une luxation sous-coracoïdienne qui avait résisté la veille en ville à des tractions opérées par six aides.

Messieurs, faire usage du chloroforme dans nos salles. Vous avez remarqué qu'à un moment donné l'emploi de cet agent anesthésique amène une résolution musculaire complète. C'est ce qui rend si facile, comme vous avez pu le constater deux fois dans le service depuis quatre mois, la réduction des luxations de l'épaule. Quelques tractions, exercées sur le bras relevé horizontalement ou formant avec le tronc un angle de 45°, sont en général suffisantes pendant le sommeil chloroformique; parfois on aide ces tractions en allant saisir dans l'aisselle la tête humérale avec les doigts de la main gauche pour en faciliter le dégagement. La manœuvre est des plus simples, le résultat bien facilement obtenu.

Et pourtant, Messieurs, retenez bien ceci : *je vous conseille de n'employer le chloroforme, pour des cas de ce genre, que comme ressource ultime*. Parmi les deux cents et quelques cas de mort, qui ont été livrés à la publicité comme survenus *pendant* l'administration du chloroforme, on voit figurer un grand nombre de luxations traumatiques et, en particulier, de luxations récentes de l'épaule. Je n'ai pas le chiffre exact présent à la mémoire, mais il est relativement considérable. Pour ma part, depuis 1862, j'ai eu connaissance de deux cas qui n'ont pas été publiés. C'est qu'en effet, Messieurs, pour arriver à supprimer toute réaction musculaire, il est nécessaire que l'agent anesthésique agisse profondément sur la moelle épinière ; on est alors tout à fait sur la limite de l'anesthésie qui influencera la moelle allongée, c'est-à-dire le centre nerveux qui préside aux fonctions de la circulation et de la respiration. Cette limite est facile à franchir : comme l'a dit Sédillot, une seconde peut alors décider de l'existence.

Il y a plus : sans qu'on en connaisse encore exactement la cause, on est bien forcé d'admettre que les luxations constituent un genre de traumatisme qui prédispose aux accidents chloroformiques.

Il est certaines opérations, telles que, par exemple, les redressements articulaires, qui nécessitent, bien plus fréquemment qu'elles, l'emploi de l'anesthésie poussée à l'extrême, et qui pourtant sont moins souvent suivies de mort. Est-ce à dire pour cela qu'il faille renoncer à l'anesthésie pour la réduction des luxations récentes ? Ce n'est pas là ce qu'il est de mon devoir de vous enseigner. Retenez seulement que vous ne devez vous y décider qu'exceptionnellement, dans les cas où les autres méthodes ont été impuissantes, et pour éviter certains accidents graves qui peuvent résulter de l'emploi des procédés de force. Et alors redoublez de prudence dans l'application méticuleuse des règles de l'anesthésie chloroformique, surveillez attentivement votre malade, et tenez-vous prêts à la moindre menace à recourir aux moyens sur lesquels j'ai plusieurs fois appelé votre attention.

En résumé, Messieurs, l'anesthésie chloroformique supprime la résistance musculaire par son action sur la moelle épinière ; les tractions élastiques et les tractions continues par les aides arrivent au même résultat par la *lassitude* qu'elles provoquent dans les muscles, dont la contraction ne peut être qu'intermittente.

VI

Luxations du pouce en arrière. — Nouveau procédé de réduction.

Messieurs,

Nous avons eu, il y a quelque temps, l'occasion d'observer dans le service et de réduire par un nouveau procédé une *luxation complète du pouce en arrière;* je viens de rencontrer aujourd'hui sur l'un de vous la *subluxation volontaire* que certaines personnes ont la faculté de produire sur elles-mêmes, et qu'on désigne sous les noms de chien de fusil, cocotte ou tête de canard. Je vais rapprocher ces deux faits et en tirer quelques enseignements utiles à votre instruction : les luxations du pouce ont été dans ces derniers temps l'objet de travaux importants que je suis heureux de vous faire connaître.

Voyez d'abord ce qui se passe chez M. D..., votre camarade. M. D..., quand il veut luxer son pouce, commence par placer le métacarpien dans l'opposition, car il lui est impossible de produire ce déplacement lorsque le pouce est dans l'abduction. Puis les extenseurs se contractent, et la subluxation se produit.

On est convenu de comparer aux inflexions d'un Z la forme que prend le pouce dans cette situation, la phalange étant redressée sur le métacarpien et la phalangette fléchie sur la phalange. Cette comparaison est inexacte, car les angles formés par les segments du Z sont aigus, tandis que ceux que vous observez à la rencontre des divers segments du pouce de M. D... sont obtus.

A la face palmaire de l'articulation métacarpo-phalangienne du pouce, vous percevez la tête du métacarpien ; mais il ne vous est pas possible d'en suivre les contours : elle n'est pas sous-cutanée, on sent qu'une couche de parties molles la sépare de la peau et en masque la configuration. Il n'existe pas d'angle rentrant à ce niveau entre la phalange et la tête métacarpienne.

La première phalange n'a subi aucune inclinaison latérale ni en dehors ni en dedans. Elle est solidement fixée, par la contraction musculaire, dans sa situation anormale et ne présente aucune mobilité ni dans un sens ni dans l'autre.

Si j'appelle votre attention sur un déplacement qui peut ne vous paraître qu'un objet de curiosité, c'est que, sauf quelques petites différences, ce déplacement vous présente la physionomie des *luxations incomplètes traumatiques* du pouce en arrière.

Dans ces dernières, vous trouverez une déformation identique; seulement, tandis que la subluxation volontaire cesse en même temps que la contraction des extenseurs, le déplacement traumatique est permanent; on peut rabattre la phalange jusqu'à un certain point, mais elle se redresse dès qu'elle n'est plus maintenue.

La tumeur formée par la tête du métacarpien est la même dans les deux déplacements; on rencontre exceptionnellement la partie externe de cette saillie à nu dans la luxation traumatique.

Dans cette dernière, la phalange est quelquefois inclinée en dedans, très rarement en dehors ; elle ne subit jamais de déplacement latéral en masse sur le dos du métacarpien. Elle présente une légère mobilité latérale, peut être redressée davantage ou rabattue.

Nous allons voir à quoi tiennent ces différences légères, si exactement décrites et expliquées par M. le docteur Farabeuf dans son *Mémoire sur la luxation du pouce en arrière.* (*Bull. Soc. Chir.*, 1876, page 21 et suiv.).

Et d'abord quels sont dans ces cas les rapports exacts de la phalange avec le métacarpien ?

Vous chercherez en vain une réponse à cette question dans vos auteurs classiques. Pailloux, Leva, Malgaigne, et d'autres après eux, ont décrit des luxations incomplètes ; mais ils n'avaient pu préciser les rapports, faute d'autopsies. M. Farabeuf a essayé de combler cette lacune par l'expérimentation, et les indications qu'il a données doivent être provisoirement admises, en attendant que l'observation, qui toujours doit juger en dernier ressort, vienne confirmer ou infirmer ses savantes recherches.

Rappelez-vous que la surface articulaire du premier métacarpien, vue de face, peut être divisée en deux parties : l'une dorsale qui s'articule avec la phalange, l'autre palmaire, formée par deux véritables condyles et qui correspond aux os sésamoïdes externe et interne qu'on rencontre toujours, vous ne sauriez l'ignorer, dans cet appareil articulaire. Le territoire sésamoïdien, suivant la pittoresque expression de M. Farabeuf, peut être envahi par la phalange dans la flexion, il n'est jamais abandonné par les sésamoïdes dans l'extension normale. Le plus souvent il n'existe pas de ligne de démarcation entre ces deux départements : dans certains cas exceptionnels, on trouve une saillie mousse, horizontale, formant une véritable ligne de partage.

De l'avis de M. Farabeuf, la présence de cette saillie limitante est nécessaire pour la production de la luxation incomplète.

Celle-ci ne saurait exister que si les os sésamoïdes, lors de l'extension forcée du pouce, abandonnent, soit par le fait du relâchement des ligaments, soit par suite de leur déchirure, la surface cartilagineuse avec laquelle ils sont normalement en contact, et se fixent dans la portion d'ordinaire réservée à la phalange.

Dans la subluxation volontaire, c'est la contraction des extenseurs qui les amène et les maintient dans cette situation anormale ; dans la luxation incomplète d'origine traumatique, ils n'y parviennent que grâce à l'arrachement du ligament glénoïdien par la violence du traumatisme ; cela fait, ils restent calés sur la ligne de partage, et le déplacement devient permanent.

La sangle glénoïdienne (*ligament inter-sésamoïdien*) qui relie les os sésamoïdes entre eux se rattache au métacarpien de chaque côté de la tête par des fibres auxquelles M. Farabeuf a donné le nom de *ligaments métacarpo-sésamoïdiens.*

Il est nécessaire, pour que la luxation incomplète traumatique se produise, que l'un ou l'autre de ces ligaments soit déchiré, c'est presque toujours l'externe, et lorsqu'ils sont rompus tous les deux, c'est encore l'externe qui l'est davantage (Farabeuf.) Mais en tout cas, je vous le répète, il faut, d'après ce chirurgien, que la sangle glénoïdienne, et avec elle les os sésamoïdes viennent s'arc-bouter contre la ligne de partage que je vous ai signalée, et qui empêche les parties de reprendre leur situation normale, ce qui rend le déplacement permanent et constitue la luxation proprement dite.

Du reste, Messieurs, avant M. Farabeuf, M. Gillette avait appelé l'attention sur l'importance qu'il convient d'attribuer à la présence des os sésamoïdes dans la production de ces luxations : le premier il a fait observer que les sésamoïdes, par l'arrachement constant des adhérences métacarpiennes du ligament glénoïdien, suivent le déplacement de la première phalange du pouce en arrière de la tête du premier métacarpien, et qu'on n'a pas seulement affaire à la luxation de la phalange, mais au déplacement complexe de l'appareil phalango-sésamoïdien; et il a proposé pour cette affection le nom de *luxation phalango-sésamoïdienne du pouce.* (*Journal de l'anatomie et de la physiologie* de M. Ch. Robin, septembre 1872.)

La luxation traumatique incomplète s'accompagne en général de la déchirure des fibres internes du faisceau externe du muscle court fléchisseur : elles sont quelquefois assez éraillées pour que le condyle externe du métacarpien fasse saillie sous la peau. Le tendon du long fléchisseur peut faire un pas en dedans, mais il continue à couvrir la tête du métacarpien (Farabeuf).

La réduction de cette variété de luxation est facile, du moins quand elle est récente : il suffit de saisir la phalange dans son demi-redressement, de venir heurter et jeter bas les os sésamoïdes calés sur la tête du métacarpien (Farabeuf).

Voici maintenant l'histoire de la *luxation complète du pouce en arrière* que nous avons observée, et à la réduction de laquelle plusieurs d'entre vous ont assisté. J'en ai adressé la relation à la Société de Chirurgie de Paris :

Le nommé N... (François), garçon tailleur, âgé de 28 ans, entre à l'hôpital Sainte-Eugénie dans la nuit du dimanche 6 octobre 1878, à 3 heures du matin.

Il nous raconte, au moment de la visite, que dans une rixe au cabaret, il a reçu la veille à onze heures du soir un coup de pied qui lui a déboîté le pouce droit. Il ne peut nous donner d'autres renseignements sur le mécanisme de l'accident, ce qui s'explique par l'état d'ébriété où il se trouvait quand la luxation s'est produite.

Il fut successivement trouver trois médecins : deux d'entre eux soumirent le pouce à des tentatives prolongées, sans parvenir à obtenir la réduction.

Le déplacement se présente sous la forme d'une luxation complète du pouce *en arrière.*

Le pouce et le métacarpien affectent la forme dite improprement en Z. La première phalange est déplacée et transférée sur la face dorsale du métacarpien : elle est redressée de manière à former avec cet os un angle obtus ouvert en arrière : la phalangette est fléchie, mais à angle obtus. La phalange est en même temps un peu déjetée *en dedans.*

La tête du métacarpien fait une saillie très superficielle et très nette à l'extrémité inférieure de l'éminence thénar : au-dessus d'elle existe un enfoncement visible et surtout très perceptible au doigt.

L'extrémité postérieure de la phalange se trouve à 2 centimètres en arrière de cette saillie et incline un peu en dedans.

La phalange est très mobile en tous sens : on peut facilement exagérer le renversement en arrière : on peut la fléchir de manière à ce que son axe devienne parallèle à celui du métacarpien. On peut lui faire subir des mouvements de latéralité assez étendus ; bref, il semble qu'il n'y ait qu'à pousser pour réduire.

Peu de gonflement, pas d'ecchymose. La douleur est modérée : elle s'exaspère sous l'influence des manœuvres que je viens de décrire.

En raison des tentatives inutiles qu'il a subies, le blessé, craignant de ne plus pouvoir continuer sa profession, est au désespoir.

Après avoir indiqué à ceux d'entre vous qui étaient présents les raisons qui rendent si infructueuse la traction sur la phalange fléchie, j'essayai l'*impulsion avec redressement de la phalange.*

Ne pouvant arriver à réduire par cette manœuvre, j'employai le procédé suivant :

Le blessé est assis sur une chaise, l'avant-bras dirigé verticalement, la main placée de champ.

Un aide est chargé de maintenir solidement le poignet et d'opérer la contre-extension.

Un autre doit aider à la coaptation, en refoulant avec le pouce la tête du métacarpien en arrière, pendant qu'il maintient cet os dans l'opposition, en étreignant la main du blessé.

Ces dispositions prises, je saisis de la main gauche l'extrémité du pouce luxé que je renverse fortement en arrière un peu au delà de l'angle droit. Le pouce, ainsi maintenu solidement, est accroché par sa face dorsale, au niveau de la phalange, avec mon index droit plié en crochet, et j'opère de toutes mes forces, perpendiculairement à la phalange, une traction qui ramène immédiatement cette dernière vers la tête du métacarpien ; mais je ne parviens pas à la remettre en place.

Jugeant que la force ainsi déployée n'est pas suffisante, je remplace mon doigt par une compresse pliée en plusieurs doubles. Le plein de ce lacs est appliqué sur la face dorsale de la phalange près de sa jonction avec le métacarpien : les deux chefs sont ramenés en avant et je tire fortement sur la phalange dans la même direction qu'avec l'index. Du premier coup je sens un soubresaut, la phalange se fléchit, la réduction est opérée. Il faut avoir soin de suivre avec la main gauche le pouce dans son mouvement de translation tout en le maintenant redressé.

J'ai proposé de donner à ce procédé le nom de *Réduction par traction perpendiculaire sur le pouce renversé en arrière.*

Cette seconde variété diffère de la luxation incomplète par les symptômes, par les lésions anatomiques, par les manœuvres qui sont nécessaires à la réduction.

A. — SYMPTOMES.

La physionomie du pouce était, à vrai dire, à peu près la même : c'était toujours la forme dite en Z qu'affecte l'organe déplacé, avec les réserves que j'ai faites pour la luxation incomplète : mais il existait quelques différences essentielles.

La tête du métacarpien était tout à fait sous-cutanée ; les condyles étaient saillants, surtout le condyle externe. On trouvait au-dessus d'elle un angle rentrant que la palpation faisait encore mieux reconnaître que l'exploration visuelle.

Il existait un chevauchement très marqué et, quand on rabattait la phalange et qu'on mesurait le pouce de l'articulation trapézo-métacarpienne à l'extrémité de la seconde phalange, on constatait un raccourcissement de deux centimètres. On obtenait le même résultat en mesurant, le pouce rabattu, la distance qui séparait le bout de la tête métacarpienne de l'extrémité supérieure de la phalange qui faisait saillie sur le dos du métacarpien, et que l'absence du gonflement laissait facilement percevoir. La phalange était de plus inclinée en dedans, mais — je tiens à bien vous rappeler le fait — cette inclinaison ne portait pas seulement sur l'axe et l'extrémité inférieure de la phalange, comme vous pourriez le croire par cette simple mention, c'était un véritable transport vers l'index sur le dos du métacarpien.

Elle était mobile en tous sens ; elle glissait sur le métacarpien en avant, en arrière, en dehors, en dedans, et plusieurs d'entre vous s'étonnaient de m'entendre, en présence de cette mobilité, affirmer la difficulté de la réduction constatée déjà par les tentatives inutiles des deux confrères qui m'avaient précédé.

En essayant de forcer la flexion, on constatait le soulèvement des tendons extenseurs et de la peau, tel qu'il se présente sur les deux pièces que vous avez sous les yeux et qui ont été préparées par M. Jaffus, interne du service, après que j'ai eu opéré la luxation sur le cadavre.

B. — LÉSIONS ANATOMIQUES.

Vous pouvez juger par les mêmes pièces ce qu'étaient les lésions anatomiques. Vous voyez ici des dégâts considérables. Le ligament glénoïdien a rompu ses attaches avec le métacarpien; ce ne sont plus seulement les ligaments métacarpo-sésamoïdiens qui sont déchirés comme dans la luxation incomplète, les fibres métacarpo-phalangiennes ont subi le même sort. Dans l'une des pièces, ils se sont même détachés, du moins l'externe, de la tête du métacarpien. La sangle glénoïdienne rompue et arrachée a suivi la phalange; elle a quitté la surface cartilagineuse de la tête métacarpienne, et entraînant les os sésamoïdes elle est venue se placer avec eux, au-dessus du cartilage, à cheval sur le dos du métacarpien.

Quant aux muscles et aux tendons péri-articulaires, vous les voyez tous luxés en arrière de la tête du métacarpien : l'adducteur du pouce et le faisceau interne du court fléchisseur embrassant l'os en dedans, le court abducteur et le faisceau externe du court fléchisseur en dehors; seulement les fibres internes de ce faisceau sont déchirées. Pour ce qui est du tendon du long fléchisseur, sa gaîne est complètement déchirée, et il se trouve luxé en dedans à la remorque de l'os sésamoïde interne. Il est très rare qu'il se déplace en dehors du métacarpien; le fait a été signalé par Deville dans une autopsie; M. Farabeuf n'a noté cette particularité que cinq fois sur cent expériences.

Ces deux pièces confirment de tous points les recherches si précises de ce dernier chirurgien, et les rares autopsies qui ont été pratiquées avant lui.

Vous voyez combien sont différentes les lésions anatomiques qui caractérisent les deux variétés de luxation du pouce en arrière, complète et incomplète.

C. — RÉDUCTION.

Dans la grande majorité des cas, les manœuvres de réduction doivent être également tout autres, en raison de la diversité des obstacles qui s'opposent à la disparition du déplacement.

Quels sont donc ces obstacles pour la luxation complète? On a d'abord admis qu'ils provenaient des ligaments latéraux (fibres métacarpo-phalangiennes de Farabeuf). Vous verrez dans vos classiques comment Hey et Dupuytren expliquaient l'irréductibilité, l'un par la constriction que les ligaments opéreraient sur le col du métacarpien, l'autre par la tension des ligaments redressés avec la phalange, et maintenant cette dernière étroitement appliquée contre le métacarpien. La luxation complète ne pouvant se produire qu'après la déchirure de l'un ou même des deux ligaments latéraux, l'explication tombe d'elle-même.

D'autres chirurgiens s'en sont pris aux muscles, indépendamment de l'appareil ligamenteux; ils ont accusé l'étranglement de la tête du métacarpien à travers une boutonnière musculaire formée pour sa lèvre interne par le muscle adducteur et le faisceau interne du court fléchisseur du pouce, pour sa lèvre externe par le court abducteur et le faisceau externe du court fléchisseur du pouce. C'est la théorie de Ballingall à laquelle Malgaigne se rallie pour la majorité des cas. Il faudrait pour cela prouver d'abord, ce qui serait difficile ainsi que l'ont objecté Huguier et M. Farabeuf, l'existence d'une portion rétrécie, d'un col au-dessus de la tête du métacarpien. Il faudrait de plus expliquer comment l'anesthésie chloroformique n'est pas toujours suffisante pour réduire à néant l'influence de cet obstacle.

Il en est enfin qui prétendent que l'obstacle à la réduction dépend de l'interposition du ligament glénoïdien antérieur entre la phalange et le métacarpien. C'est Pailloux qui le premier a émis cette supposition.

Ce chirurgien explique l'interposition par la contraction des deux faisceaux du muscle court fléchisseur qui s'attachent aux deux extrémités de la sangle glénoïdienne, et l'attirent naturellement entre les surfaces articulaires par la nouvelle direction qu'ils ont prise.

Un de mes maîtres de l'ancienne Faculté de Strasbourg, M. Michel, invoque l'influence de la pression atmosphérique, qui projèterait le ligament entre les surfaces articulaires au moment où la traction tend à les écarter. M. Farabeuf a démontré que l'interposition se produit sur des articulations largement ouvertes par leur face dorsale, ce qui prouve tout au moins que la pression atmosphérique n'est pas un agent indispensable.

M. Farabeuf attribue l'interposition à une double cause : à l'exemple de Leva, il accuse des tractions mal dirigées sur le pouce ; avec Pailloux, il invoque la contraction musculaire.

Ces deux causes sont réelles : voyez ce qui se passe lorsque j'essaie de réduire la luxation que j'ai produite artificiellement sur le cadavre. De quelque manière que je m'y prenne, il m'est impossible de produire l'interposition lorsque je réduis, la phalange renversée en arrière. Alors même que j'exerce mes tractions sur la phalange rabattue, la réduction de la luxation reste facile ; il faut s'ingénier pour rendre le déplacement irréductible. C'est ce que M. Farabeuf a très bien vu. On a nié, dit-il, l'interposition, parce qu'on n'a pas su la produire. Que faut-il pour cela ? *Rendre une certaine tension au muscle court fléchisseur.*

On y arrive d'ordinaire « en portant le métacarpien dans l'abduction » pendant qu'on rabat et qu'on tire sur la phalange; » sur cette pièce qui macère depuis quelques jours, cela né suffit pas; il me faut, pendant que je rabats, tirer assez fortement sur le faisceau externe du muscle court fléchisseur; alors, vous le voyez, l'interposition se produit immédiatement, et la luxation résiste aux tractions que j'opère sur la phalange.

M. Farabeuf a voulu pénétrer plus avant le mécanisme de l'irréductibilité. Si le ligament glénoïdien, dit-il, était flexible, la réduction s'opérerait quand même. Mais la présence du sésamoïde externe rend ce ligament inflexible même chez les enfants : ce ligament peut être renversé sur la surface palmaire de la phalange, mais non sur la surface cartilagineuse : il en résulte que, lorsque la phalange est redressée, le ligament glénoïdien se redresse avec elle ; mais si l'on essaie de la rabattre, l'osselet, retenu par la contraction du faisceau externe du court fléchisseur, se retourne et produit l'interposition.

Quel qu'en soit le mécanisme, l'interposition existe et s'oppose à la réduction ; elle est de plus occasionnée par la contraction musculaire ; ce qui fait que ce déboîtement n'échappe pas à la loi générale qui attribue à l'action des muscles l'obstacle le plus considérable à la réduction de la plupart des luxations.

D. — MANOEUVRES DE RÉDUCTION.

Il résulte de tout ce qui précède, que tout procédé qui luttera avec avantage contre l'interposition et l'action musculaire est assuré du succès.

Voilà ce qui explique pourquoi très souvent échouent les procédés dans lesquels on exerce la traction sur la phalange rabattue, et dont le procédé *par extension* qui remonte à Hippocrate offre le type.

Le plus souvent on arrive ainsi à transformer la luxation complète simple en une autre variété, que M. Farabeuf a décrite sous le nom de *luxation complexe* et qui est caractérisée anatomiquement par l'interposition du ligament glénoïdien à *l'état permanent*, cliniquement par la direction du pouce dans un sens parallèle au métacarpien, un chevauchement plus ou moins considérable, quelquefois nul lorsque les tractions ont été répétées, la présence, au moment où on pratique ces dernières, sous la peau et du côté dorsal de deux cordes tendues latérales représentées par le ligament latéral interne et ce qui reste du ligament latéral externe, et surtout l'impossibilité, malgré l'extrême mobilité de la phalange, d'obtenir la réduction.

C'est pourtant exagérer de déclarer la réduction impossible par cette manœuvre; car il arrive parfois qu'on parvient à déchirer complètement les deux ligaments, et à écarter ensuite suffisamment la phalange du métacarpien pour que la sangle glénoïdienne interposée puisse se dégager avec l'osselet dans un mouvement énergique de flexion forcée.

Mais d'ordinaire on ne réussit pas et, comme l'a dit M. Farabeuf, c'est peut-être ce procédé qui a toujours causé l'irréductibilité.

Lorsqu'au contraire on dirige les manœuvres de manière à annihiler les deux obstacles dont je vous ai parlé, on arrive à obtenir, comme nous l'avons fait, la réduction que d'autres ont inutilement tentée (1).

M. Farabeuf a régularisé et, on peut le dire, rendu sien un procédé

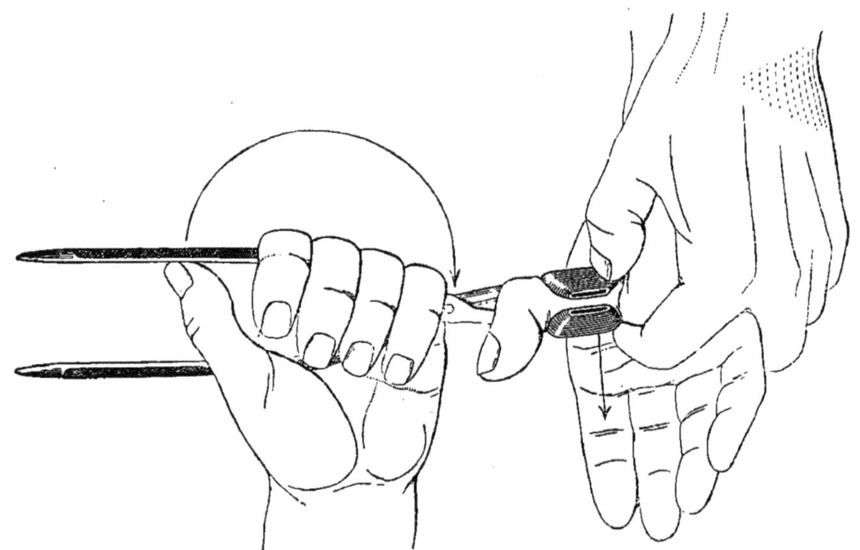

Fig. 13. Pince du Dr Farabeuf.

qui avait été employé avant lui, mais pour ainsi dire d'instinct et sans qu'on se fût bien rendu compte de son mécanisme.

(1) M. le professeur Sédillot recommandait l'*impulsion* avec flexion de la phalange en arrière; c'est le souvenir de la pratique de mon savant maître qui m'avait fait commencer mes tentatives par l'essai de ce procédé.

L'avant-bras du blessé solidement immobilisé par un aide, le chirurgien fait pratiquer par un autre assistant, auquel il recommande de tenir le métacarpien dans l'opposition pour relâcher les muscles, une vigoureuse coaptation qui s'opère, le pouce refoulant la phalange en avant, l'index la tête du métacarpien en arrière.

Cela fait, l'opérateur redresse la phalange, la saisit, la phalangette fléchie, soit avec la main, soit avec la pince de Farabeuf, et la fait glisser, ainsi redressée, de haut en bas et grattant l'os, sur le métacarpien fixé comme sur une table (fig. 13).

La phalange, ainsi conduite, pousse devant elle l'os sésamoïde externe et le ligament glénoïdien; quand elle les a « pas à pas » et « laborieu- » sement » refoulés jusqu'au cartilage, elle les jette par-dessus bord et les suit instantanément dans la flexion. M. Farabeuf donne quelque part à ce procédé le nom de : *Traction sur la phalange redressée.*

On peut adresser quelques objections à cette manière de faire. La main ne saisit pas très solidement le pouce, et tout le monde ne peut avoir à sa disposition la pince Farabeuf.

Le procédé que je vous ai décrit échappe à ces inconvénients. Il repose sur le même principe que celui de M. Farabeuf, c'est-à-dire qu'il substitue la *traction* à l'*impulsion* sur la phalange redressée, les muscles étant relâchés; il en est la simplification, en ce qu'il ne nécessite pas d'instrument spécial. Le doigt recourbé en crochet, un lacs, une compresse pliée en plusieurs doubles, voilà ce qui s'offre au choix du chirurgien selon les cas et qui est suffisant pour obtenir la réduction.

Lorsque j'ai adressé la description de ce procédé à la Société de Chirurgie de Paris, voici en quels termes il a été accueilli par M. Farabeuf, à qui je crois avoir pour ma part complètement rendu justice : « Il n'y a pas de procédé nouveau à inventer pour pratiquer la » réduction des luxations du pouce; on peut dire que tous ont été » inventés, et le procédé avec le doigt en crochet, dont parle la » note de M. Faucon, a été proposé et décrit avec un très grand soin » par Huguier. Si c'est la réduction, au moyen d'un lacs, ce procédé » est encore plus ancien, il date de 1820, et si ce procédé n'est pas » resté dans la pratique, c'est que l'on ne comprenait pas trop com- » ment il agissait. »

Cette assertion m'a étonné de la part de M. Farabeuf qui, dans son remarquable travail, semblait avoir donné la preuve d'une connaissance approfondie des procédés publiés.

Elle est inexacte sur les deux points qui ont paru à mon collègue devoir être l'objet de sa critique, et si je n'ai pas adressé de note rectificative à la Société de Chirurgie, c'est que je n'ai connu qu'après plusieurs semaines, à la réception du *Bulletin*, le texte précis de la discussion, qui avait été signalée dans plusieurs organes de la presse médicale; du reste, ce sont de ces erreurs qui, dans l'improvisation, peuvent échapper aux plus consciencieux; mais, dans l'intérêt de votre instruction, je vais vous signaler le procédé d'Huguier (*réduction par extension et flexion normale du pouce*), qui a donné à son auteur 6 succès sur 6 cas, et vous indiquer les différences qui le séparent du mien :

« Manœuvres, position et direction à donner à la main et à l'avant-bras (nous supposons qu'il s'agit de la main droite).

» On se gardera bien, comme on l'a conseillé et fait jusqu'à ce jour, de placer ces parties en pronation; mais on les mettra dans un état moyen entre celle-ci et la supination, le bord cubital de la main étant placé en bas, *la face dorsale du premier métacarpien et celle du pouce étant dirigées directement en haut*, et celle des autres doigts regardant en dehors. Ces doigts doivent être étendus, afin de laisser libre la paume de la main. La contre-extension et la fixité de cette portion du membre sont confiées à deux aides; le premier, placé en dehors, saisit à pleines mains la partie inférieure de l'avant-bras et du poignet, afin, non-seulement, que ces parties ne cèdent pas aux tractions exercées par le chirurgien, mais aussi pour qu'elles ne dévient pas de la position et de la direction dans lesquelles on les a mises; le second aide, placé en dedans du membre, fixe le métacarpien avec ses pouces (qui sont posés sur la face dorsale de cet os), et avec l'extrémité de ses indicateurs, qui sont placés en avant sous la face palmaire et sur la saillie que forme la tête du métacarpien.

» Les choses étant ainsi disposées, et le métacarpien pris comme dans un étau, le chirurgien saisit le doigt luxé *au-dessus de son articulation phalangienne*, non avec le pouce et l'indicateur de la main droite, mais *avec les bords de l'indicateur et du médius*, fortement fléchis et serrés l'un contre l'autre; *les deux dernières phalanges du médius se trouvent alors fléchies sur la phalange onguéale du pouce déplacé*, qui vient d'elle-même s'arc-bouter, par le fait de sa flexion forcée, sur la face palmaire de la première phalange du médius. Cette sorte de *pince digitale* est encore renforcée par la flexion et l'adduction du pouce sur les deux doigts que nous avons indiqués.

La partie luxée étant ainsi saisie, l'opérateur la ramène lentement, doucement, dans l'axe du métacarpien, puis il exerce une certaine traction, jusqu'à ce qu'il lui ait rendu sa longueur primitive, et que, *le chevauchement des os ayant disparu*, les surfaces articulaires soient arrivées au même niveau, *en face l'une de l'autre*. Pour obtenir plus facilement ce résultat, il est quelquefois utile que le second aide presse, de toute la force de ses pouces, *sur l'extrémité inférieure de la phalange luxée*, *en la poussant dans le sens de l'extension*, et tout en maintenant immobile le métacarpien. Alors, le chirurgien fléchit subitement et fortement le pouce en bas, en lui faisant raser la base des doigts et la paume de la main, et en ayant soin de lui donner une direction semblable à celle de son métacarpien. De cette façon, les surfaces osseuses articulaires ne sont pas tordues l'une sur l'autre, comme dans les autres méthodes, et leurs diamètres se correspondent exactement, ainsi que leurs saillies et leurs enfoncements. En exécutant cette flexion subite du pouce, l'opérateur *doit continuer à exercer la traction* sur ce doigt, jusqu'à ce que la flexion soit complète; car c'est là le moyen d'*écarter* les surfaces articulaires, d'éloigner d'elles *des tissus* qui leur sont étrangers, et qui pourraient *être pincés dans leur intervalle*. La flexion terminée, on doit cesser toute traction, afin de laisser les surfaces revenir à leur contact normal. Quelquefois un léger bruit ou la sensation d'une résistance vaincue annonce qu'on a réussi.

» Ces mouvements de traction, de direction et de flexion de la phalange doivent toujours être exécutés par le chirurgien et non par un aide, dont l'action ne concorderait pas suffisamment avec les indications nombreuses qui doivent être remplies. L'aide, qui a ses doigts indicateurs appliqués sur la tête du métacarpien, peut, tout au plus, au moment où s'exécute la flexion, pousser celle-ci directement en haut afin de faciliter son passage à travers la boutonnière musculo-tendineuse, qui l'embrasse.

» Lorsque l'opérateur commence ses manœuvres, il doit recommander expressément à ses aides de fixer énergiquement la main et le premier métacarpien, surtout au moment où il fléchit le pouce. S'il arrivait (ce dont je doute fort, à la condition qu'on suive les préceptes que nous venons d'indiquer) que les doigts du chirurgien n'eussent pas assez de puissance pour obtenir une *extension complète*, *on pourrait se servir de la pince à extension de M. Charrière;* mais c'est là, en général, un instrument dangereux, dont il faut surveiller avec soin l'action, car il est arrivé plusieurs fois que *la peau a été déchirée* et même *la phalange onguéale arrachée par elle* (1). »

Il n'est nullement question dans ce procédé d'un *crochet digital*, embrassant la *face dorsale* de la phalange, mais d'une *pince digitale* saisissant entre *les bords* de deux doigts les parties *latérales* de cette même phalange. Il ne s'agit pas davantage d'une traction *perpendiculaire* à l'axe de la phalange *redressée*, mais d'une traction *parallèle* à l'axe de la phalange *fléchie*. Pour Huguier, le mot *extension* qui figure dans la dénomination qu'il a attribuée à son procédé, est synonyme de *traction*. C'est cette traction parallèle qui, d'après lui, *écarte* les surfaces articulaires et empêche les tissus d'*être pincés* dans leur intervalle.

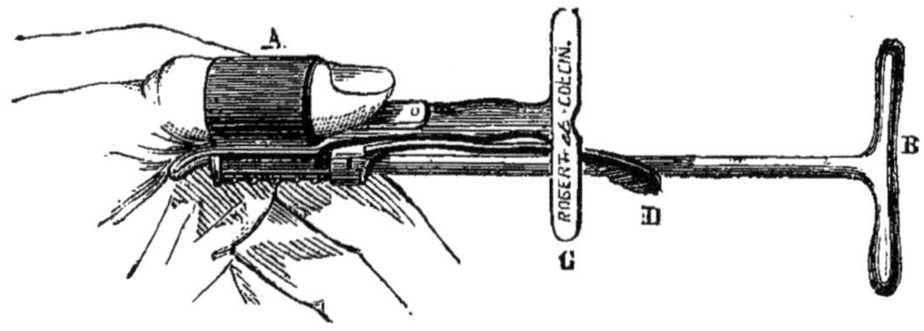

Fig. 14. Un des modèles de pince à extension de Charrière (modèle à crémaillère.)

Ce qui prouve au reste qu'Huguier a toujours songé à tirer sur la phalange rabattue, c'est qu'il recommande, au cas d'insuffisance de la pince digitale, de se servir de la pince à extension de Charrière (fig. 14), et surtout d'en surveiller l'action, dans la crainte de déchirer la peau ou même d'arracher la phalange.

En résumé, Messieurs, le procédé d'Huguier est une des variétés de l'ancien procédé d'*extension* et ne présente aucun rapport ni avec le procédé de M. Farabeuf, ni par suite avec le mien qui dérive de ce dernier.

Quant au lacs à *nœud coulant* employé en 1828 par Penneck, il ne saurait davantage être assimilé, ni pour le lieu d'application ni pour le mode d'action, à celui dont je me suis servi. Vous pouvez vous en assurer en lisant dans Malgaigne (*Traité des fractures et des luxations*, t. II, page 738) la description de ce procédé, dont le mécanisme, quoi qu'en ait dit M. Farabeuf, se trouve parfaitement expliqué.

(1) *Arch. gén. de Médecine*, 1873, VIe Série, t. XXII, p. 704.

VII

Luxation du coude en dehors, variété sous-épicondylienne : — conditions insolites dans lesquelles elle s'est produite.

MESSIEURS,

J'appelle votre attention sur un malade chez lequel nous avons pu étudier une variété de luxation du coude que vous aurez très rarement l'occasion de rencontrer : C'est un teinturier, D... Louis, âgé de 49 ans, qui entra à l'hôpital Sainte-Eugénie le 21 octobre à 11 heures du matin après la visite, et que je vis à 4 heures du soir.

Il nous raconta que le matin vers huit heures, un de ses amis, voulant plaisanter et lui montrer sa force, l'avait empoigné de la main droite au niveau du poignet gauche, et lui avait tordu violemment l'avant-bras, de dehors en dedans, en exagérant la pronation, en même temps qu'il lui relevait le bras.

Cette manœuvre brutale fit éprouver au blessé une atroce douleur à la partie interne du coude. Pour échapper à l'étreinte de son dangereux camarade, il fit effort, et, instinctivement, se baissa dans le but de se dégager. L'avant-bras, toujours maintenu par le facétieux ami, passa derrière la tête : quand il fut dégagé et ramené au-devant de la poitrine, le blessé ne pouvait plus se servir de son membre.

A mon arrivée, je trouvai l'avant-bras dans une gouttière, très légèrement fléchi et en pronation complète. Le coude était fortement tuméfié, tous ses diamètres augmentés, le diamètre transverse plus que le diamètre antéro-postérieur. L'olécrâne faisait saillie à la partie externe du coude, le tendon du triceps se trouvant relâché : mais cette apophyse n'affectait pas tout à fait sa direction normale; sa face postérieure était légèrement dirigée en dehors, le bord externe de la cavité sigmoïde regardant en avant : à la partie interne de la région, on voyait une saillie très volumineuse et un vide apparent immédiatement au-dessous d'elle. La déformation était beaucoup moins considérable du côté de l'épicondyle où la vue ne faisait constater qu'un léger affaissement en avant et en dehors de la saillie de l'olécrâne. On ne voyait ni relief tégumenteux ni relief musculaire au-dessus de la tête du radius. Il n'y avait pas de raccourcissement appréciable du membre.

En cherchant à s'orienter par le toucher, on trouvait facilement en dedans la saillie de l'épitrochlée, mais on ne pouvait arriver en dehors sur l'épicondyle. La tumeur interne était constituée en partie par un épanchement de sang, en partie par une éminence osseuse sur laquelle on reconnaissait facilement l'épitrochlée et le rebord interne de la trochlée ; on sentait bien en dehors une portion étendue du reste de l'extrémité articulaire inférieure de l'humérus, mais le sang épanché empêchait de percevoir nettement la gorge de la trochlée.

A la partie externe, au lieu de l'épicondyle, on rencontrait d'abord sous la peau toute la cupule de la tête du radius qui regardait en en arrière et en haut; en enfonçant le pouce dans les parties molles tuméfiées qui masquaient le vide de la cavité sigmoïde, on était arrêté en dedans et un peu en arrière par le bord de l'humérus, en dedans et en avant par une saillie osseuse dont il était difficile de percevoir la forme, mais qui, indépendante du radius et de l'humérus, appartenait au cubitus, ce dont il était facile de s'assurer en imprimant à l'articulation des mouvements de flexion et d'extension, de rotation et de supination. C'était l'apophyse coronoïde du cubitus à laquelle aboutissait la corde formée par le tendon du triceps. Nous avons pu reconnaître ainsi que cette éminence se trouvait située sur un plan antérieur au bord externe de l'humérus.

En examinant la face postérieure du coude dans l'extension, on constatait que la partie la plus saillante de l'olécrâne remontait à peine à quelques millimètres au-dessus du niveau de l'épitrochlée, et la mensuration montrait qu'elle était écartée de cette dernière de près de 6 centimètres. La douleur était telle que le blessé se refusait à tout mouvement volontaire. Quant aux mouvements provoqués, l'extension complète était possible ; la flexion se faisait jusqu'à l'angle droit, au delà elle devenait impossible ; la supination pouvait être poussée à peu près à son extrême limite ; il existait des mouvements de latéralité évidents : on ne percevait de crépitation dans aucune de ces manœuvres.

Quelle était l'affection chirurgicale produite chez cet individu par le traumatisme? Les lésions traumatiques du coude sont variées : on peut y rencontrer des contusions, des entorses, des arthrites, des fractures, des luxations, et plus d'une fois ces lésions ont été méconnues; mais quand elles sont récentes, il suffit d'ordinaire d'un peu d'attention au chirurgien, qui connaît bien l'anatomie chirurgicale de la région, pour établir son diagnostic.

Ce qui frappait à première vue chez ce blessé, c'étaient la déformation du membre et les changements de rapports des points de repère superficiels de l'articulation : l'épitrochlée, l'olécrâne et l'épicondyle. Ces symptômes dénotent le déplacement des surfaces articulaires, autrement dit la luxation. Rappelez-vous que dans les articulations ginglymoïdales, comme l'est celle du coude, il y a quatre signes cértains d'une luxation : la déformation spéciale de la région, la présence de saillies et de dépressions anormales, l'existence de mouvements de latéralité. Ces signes se rencontraient chez notre blessé, et je viens de vous les décrire ; ils étaient faciles à constater, et un débutant en chirurgie pouvait, après quelques minutes d'examen et de réflexion, affirmer l'existence du déboîtement articulaire.

Restait à déterminer quelle était la variété de luxation produite.

Dans les luxations du coude, les os peuvent se déplacer *simultanément* ou *isolément* en *arrière*, en *avant*, en *dehors*, en *dedans;* les surfaces articulaires peuvent s'abandonner *complètement* ou *incomplètement;* et ces diverses combinaisons donnent lieu à de nombreuses variétés de déplacements, dont je n'ai pas le loisir de vous faire l'histoire.

Chez notre blessé, le gonflement, bien que considérable, ne masquait pas toutes les saillies osseuses, et il nous était aisé de reconnaître à la vue et au toucher que l'olécrâne se trouvait en *arrière* de l'humérus et en *dehors* de sa situation normale ; il nous était facile également de constater par la palpation que le radius avait suivi cet os dans son mouvement de translation ; de sorte que du premier coup d'œil et dès les premières recherches, nous pouvions écarter l'idée de luxation isolée des os, des luxations en avant et des luxations en dedans. La chose n'est pas toujours aussi facile ; la tuméfaction masque parfois les éminences osseuses ; il faut alors une palpation attentive pour arriver à les reconnaître.

Arrivé à ce point de nos investigations, afin de spécifier d'une manière précise la nature du déplacement, nous avons étudié avec soin quels étaient les rapports de l'olécrâne avec les tubérosités de l'extrémité inférieure de l'humérus. Ces rapports doivent être examinés dans la flexion et dans l'extension. L'épicondyle se trouvait inaccessible au toucher; il était quelque part en contact avec le cubitus, la cupule radiale se trouvant *en totalité* en dehors de l'humérus. L'épitrochlée était facilement accessible, et nous avons pu constater que l'olécrâne, par rapport à cette saillie, se trouvait à son niveau normal, mais qu'il en était distant latéralement de 6 centimètres. De plus une portion considérable de l'extrémité articulaire de l'humérus pouvait être atteinte en dedans par la palpation, et nul doute que nous eussions pu facilement en reconnaître toute la configuration si nous étions arrivés immédiatement après l'accident, avant le développement du gonflement. Ajoutez à tous ces symptômes l'attitude caractéristique de l'avant-bras. Elle n'est pas exactement précisée par la dénomination de pronation, de forte pronation même. L'avant-bras dans ce cas est tordu en dedans, il se place de champ, et sa face postérieure regarde en dehors.

Il n'y a, Messieurs, que la *luxation en dehors* qui présente cette physionomie spéciale, et la seule affection qui puisse être confondue avec elle serait la variété dite *luxation en arrière* et *en dehors*, c'est-à-dire cette variété dans laquelle les deux os de l'avant-bras déplacés en arrière de l'humérus sont en même temps transportés vers son bord externe : mais dans ce dernier cas, l'avant-bras remonte sur la face postérieure du bras, on trouve un raccourcissement du membre, et l'olécrâne est situé au-dessus de son niveau habituel. Pour apprécier exactement cette ascension de l'olécrâne, il faut, quand on peut saisir l'épicondyle et l'épitrochlée, réunir ces deux apophyses par une ligne à l'encre ou par un ruban; il est alors facile en comparant les deux membres de constater, soit dans la flexion soit dans l'extension, la situation nouvelle de l'olécrâne du côté blessé. Lorsque l'épicondyle ne peut être senti, on trace à l'encre une ligne qui, partant de l'épitrochlée, traverse la face postérieure du membre perpendiculairement à l'axe du bras, et c'est par rapport à cette ligne qu'on juge de la position de l'olécrâne, en prenant soin de ramener les deux avant-bras dans une situation identique. L'absence de chevauchement de l'olécrâne, jointe à la saillie de l'extrémité inférieure de l'humérus en dedans, à celle de la cupule radiale en dehors, à la mobilité latérale, ne pouvait laisser aucun doute.

Mais tout n'est pas dit quand on a porté le diagnostic de *luxation en dehors* : car cette variété comporte des subdivisions au sujet desquelles l'accord est loin d'exister entre les chirurgiens, en raison du petit nombre d'autopsies qui ont pu jusqu'alors être faites.

Le déplacement des os de l'avant-bras en dehors présente divers degrés. Voici ce qui est généralement admis : Dans un *premier degré*, la crête articulaire de la grande échancrure sigmoïde viendrait, d'après Salleron, qui a fait de nombreuses expériences sur ce point, se loger dans la rainure qui sépare le condyle de la trochlée ; et la cupule radiale ne serait plus en rapport avec le condyle que par la partie interne de sa circonférence. On donne à cette variété le nom de luxation *incomplète en dehors*. On a élevé des doutes très sérieux sur l'existence de cette luxation ; en tout cas, d'après la description qu'en donnent les auteurs, la déformation et les autres signes sont loin d'être aussi accentués que ceux que nous avons observés, et elle est pour ce cas tout à fait hors de cause.

La luxation *complète* présente elle-même deux variétés auxquelles M. Denucé a donné les noms de variétés *sous-épicondylienne* et *sus-épicondylienne*. Dans la première, « la cavité sigmoïde chassée en » dehors, dit M. Denucé, vient embrasser une anse osséo-musculaire » formée par l'épicondyle et les muscles qui s'y insèrent : elle trouve » là une résistance devant laquelle elle peut s'arrêter. »

Dans la seconde qui est produite par une force plus considérable, cette cavité surmonte l'obstacle « soit en chassant les muscles devant » elle, soit en les déchirant, soit en arrachant une portion osseuse. »

M. le docteur Pingaud, professeur agrégé au Val-de-Grâce, qui a consacré aux luxations du coude un article très original et très érudit dans le *Dictionnaire Encyclopédique des sciences médicales*, n'admet pas les divisions que je viens de vous exposer. D'après de nombreuses expériences faites à l'amphithéâtre, il a été amené à rejeter d'une manière absolue la *luxation incomplète* des classiques. Il accepte la *luxation sus-épicondylienne* qui constitue pour lui la seule variété de *luxation complète en dehors*. Mais je dois vous dire que nous n'avons même pas à songer ici à la luxation sus-épicondylienne. Si tout le monde est d'accord à son endroit, c'est qu'elle se révèle par une déformation caractéristique qui frappe de loin, et qui se traduit par un chevauchement considérable de l'avant-bras sur le bord externe du bras, par le relief des plus prononcés que fait sous la peau *toute* la surface articulaire de l'extrémité humérale, et par la possibilité d'explorer cette extrémité tout entière y compris l'épicondyle, pour ne vous citer que les signes pathognomoniques.

M. Pingaud reconnaît enfin une *luxation incomplète*, qui ne répond pas tout à fait à la luxation sous-épicondylienne de Denucé et qui se rapproche singulièrement, si elle ne se confond pas avec elle, de celle que tout le monde décrit sous le nom de luxation *en arrière et en dehors*. D'après Pingaud, ce n'est pas, comme pour Denucé, la cavité sigmoïde qui embrasse le faisceau tendineux des muscles épicondyliens et l'épicondyle, c'est l'angle rentrant formé par la tête du radius et le bord externe de l'olécrâne.

Il suit de là une disposition toute différente des extrémités articulaires des os de l'avant-bras et spécialement de l'olécrâne, de l'apophyse coronoïde et de la grande échancrure sigmoïde. Pour Denucé, l'apophyse coronoïde serait située sur un plan *antérieur* à l'épicondyle; d'après Pingaud, au contraire, cette apophyse serait en rapport avec la partie la plus reculée de la rainure qui sépare le condyle de la trochlée, « voire même au delà, » c'est-à-dire avec cette portion de la face *postérieure* de l'humérus qui est située en dehors de la trochlée. Il en résulte encore que, d'après les expériences de Pingaud, l'avant-bras subirait un mouvement de torsion plus accentuée, au point que la tête du radius, au lieu de se retrouver en dehors, répondrait au condyle par la moitié ou le tiers interne de sa cupule, si la torsion de l'avant-bras n'était pas très-accentuée, et que cette cupule, dans le cas de torsion accusée, empiéterait même un peu sur la trochlée.

Si j'insiste sur ces détails que j'essaie de vous représenter, faute de pièces, au moyen des os, c'est qu'ils me paraissent nécessaires pour pousser aussi loin que possible, au point de vue du diagnostic, l'analyse du fait que nous avons observé. D'après M. Pingaud, en un mot, la *variété sous-épicondylienne* serait une sorte de luxation de champ des deux os de l'avant-bras sur le côté externe de l'épiphyse humérale, de sorte que l'avant-bras étant dans l'extension, « un plan mené par l'axe de l'humérus et des deux tubérosités, » laisserait le radius en avant et le cubitus en arrière. »

Si l'histoire des luxations pouvait s'élucider complètement à l'amphithéâtre d'anatomie, il y a longtemps qu'elle ne présenterait plus de points obscurs. Mais il faut tenir compte sur le vivant des effets de la contraction musculaire : la résistance des muscles épicondyliens et des autres muscles qui s'insèrent aux os du coude peut amener la fixité de certains déplacements que les expérimentateurs ne retrouvent pas sur le cadavre. Je ne récuse pas les expériences que Pingaud invoque à l'appui de son opinion ; mais j'hésite à admettre, d'après ce que j'ai vu, qu'elles soient de tous points confirmées par l'observation clinique. Dans le cas dont je vous ai présenté l'histoire, tout me paraît confirmer la division de Denucé. Sans doute l'avant-bras était fortement tordu, il avait pirouetté sur son axe, mais pas autant que le voudrait la description donnée par Pingaud, puisque la cupule du radius n'était pas complètement en avant, mais se trouvait surtout en dehors. D'autre part, je n'ai pas trouvé, comme le décrit Pingaud, la coronoïde sur la face *postérieure* de l'humérus, en dehors et en bas de la cavité olécrânienne vide, j'en ai positivement constaté la présence en avant du bord externe de l'humérus, là où elle doit se trouver d'après la description de Denucé. Je suis donc amené à vous dire que les idées de ce dernier chirurgien me paraissent confirmées par notre observation et que la variété sous-épicondylienne existe telle qu'il l'a décrite.

La réduction de cette luxation fut des plus faciles à obtenir.

L'avant-bras étendu et ramené dans la supination, je fis opérer l'extension et la contr'extension selon le procédé recommandé par M. A. Desprès, c'est-à-dire par deux aides qui, saisissant à pleines mains, l'un l'extrémité supérieure du bras, l'autre le poignet, opéraient les tractions par leur seul poids, en se renversant en arrière.

Au bout de quelques minutes, voyant le malade fatigué et les muscles relâchés, j'essayai la coaptation, en repoussant avec les deux pouces la tête du radius en dedans, tandis que mes doigts s'efforçaient de ramener l'humérus en dehors. Mais la coaptation ne se produisit que lorsque j'eus fait fléchir l'avant-bras. Un soubresaut m'annonça la réduction : les surfaces articulaires étaient en place, les mouvements rétablis.

Le membre fut placé dans une écharpe de Mayor la main légèrement relevée. Le douzième jour, j'essayai quelques légers mouvements dans tous les sens. Une déformation considérable persistait à la région interne du coude : elle était produite par un énorme thrombus : l'ecchymose remontait jusqu'à l'aisselle.

Sous l'influence du massage pratiqué tous les jours, les parties recouvrèrent très rapidement leur configuration normale.

La pronation et la supination se faisaient complètement et sans douleur : il n'en était pas de même de la flexion et de l'extension *complètes* qui étaient très douloureuses et faisaient pousser des cris au malade, lorsque chaque matin je les poussais à l'extrême. Je fus même forcé de modérer mes manœuvres un jour sur deux en raison de la persistance de ces douleurs jusque dans la soirée. Pendant le jour, le blessé s'exerçait de temps en temps à opérer des mouvements moins étendus.

A sa sortie de l'hôpital, au bout de 23 jours, il n'a pas encore recouvré l'extrême flexion et l'extrême extension, mais il a trouvé que je le faisais trop souffrir et a voulu essayer de récupérer plus lentement le peu de mouvements qu'il lui reste à regagner.

Il est un autre point sur lequel je crois devoir appeler votre attention; il a trait à l'étiologie de cette luxation et au mécanisme suivant lequel elle s'est produite.

C'est, à ma connaissance, le premier fait de luxation en dehors publié qui ne succède ni à un choc ni à une chute, mais qui résulte de la torsion de l'avant-bras opérée par l'intermédiaire du poignet, ainsi qu'on pourrait peut-être le faire à l'amphithéâtre : j'ignore, à vrai dire, si cette expérience a quelquefois été tentée.

J'ai naturellement suspecté le dire de mon blessé qui contrecarrait ce que j'avais appris jusqu'alors : aussi ai-je minutieusement recherché s'il n'existait pas de contusion ou tout autre trace de traumatisme sur la main, l'avant-bras, le coude ou l'extrémité inférieure du bras; je n'ai absolument rien trouvé : et comme je ne suis pas de ceux qui s'ingénient à torturer les faits pour les faire rentrer dans le cadre des théories en vogue, je tiens pour avéré le rapport du blessé.

J. L. Petit et Boyer supposaient que deux forces agissant simultanément poussaient en sens contraire l'une l'humérus en dedans, l'autre l'avant-bras en dehors. C'est la théorie du *glissement parallèle* qui ne tient aucun compte des nombreuses saillies et dépressions que présentent les surfaces articulaires du coude et qui est aujourd'hui condamnée.

Malgaigne lui a substitué la théorie plus rationnelle de *l'inflexion latérale.* « Qu'un choc violent, dit-il en parlant de la luxation » incomplète en dehors, soit sur le poignet, soit sur le côté » interne du coude, tende à déjeter l'avant-bras en dehors, le ligament » latéral interne rompu tout d'abord, permet aux surfaces articulaires » de s'écarter; dès lors les saillies osseuses ne se font plus obstacle, » et la projection de l'avant-bras en dehors s'achève sans fracture par » la rupture du ligament latéral externe. »

Chez notre blessé, il ne s'est produit ni chute ni choc d'aucune sorte. C'est un mouvement de torsion de l'avant-bras qui a amené le déplacement; voici, selon moi, comment on peut interpréter le mécanisme de la luxation.

Il suffit pour cela de subdiviser en deux temps l'acte traumatique.

Dans un premier temps, l'agresseur, en produisant une *torsion exagérée* de l'avant-bras en dedans, a déterminé la déchirure du ligament latéral interne (déchirure qui a occasionné cette douleur atroce ressentie et signalée par le blessé à la partie interne du coude) et l'écartement des surfaces articulaires en dedans.

L'articulation s'est à ce moment trouvée dans les mêmes conditions que celles réalisées par l'inflexion latérale en dehors. Si l'acte traumatique se fût borné à la production de ces dégâts et que l'avant-bras eût été ramené dans sa direction normale, il n'y eût eu d'opéré qu'un simple *diastasis*. Lorsqu'on pratique l'inflexion latérale en dehors, il faut pour obtenir un déplacement permanent que, ce premier résultat acquis, la force vulnérante continue son action et imprime à l'humérus un mouvement d'impulsion qui, selon qu'il sera dirigé en avant ou en dedans, déterminera la luxation du coude en arrière ou en dehors. C'est précisément ce qui, chez notre blessé, s'est effectué dans un second temps.

Pendant que son camarade lui relevait le bras, il réagissait instinctivement : il infléchissait le tronc et contractait les muscles adducteurs de l'humérus. Si l'on veut bien se rendre compte de sa position à ce moment et de l'action musculaire, on comprendra sans peine que ces diverses manœuvres ont eu pour effet, alors que la torsion des os de l'avant-bras produisait l'écartement en dedans des surfaces articulaires, d'attirer l'humérus vers le tronc et de permettre à la cavité sigmoïde de glisser en dehors en suivant la déclivité du plan qui lui était offert par la trochlée et le condyle de l'humérus.

Déjà Malgaigne avait admis comme cause de la luxation en arrière et en dehors la *rotation de l'avant-bras en dedans et en arrière*, *combinée avec une impulsion en dehors*, ou, ce qui revient au même, avec une projection du bras en dedans, et il avait appliqué cette théorie à la luxation complète en dehors.

Ce qui distingue notre cas de tous ceux connus jusqu'alors, ce qui lui donne, à mon avis, une importance spéciale, c'est son mode de production : il jette une vive lumière sur le mécanisme de la torsion de l'avant-bras comme cause déterminante de ces sortes de luxations.

VIII

Ulcère scrofuleux du cou, respiration difficile, cornage, accès de suffocation : — trachéotomie par le thermo-cautère.

MESSIEURS,

Nous avons pratiqué, il y a quelques jours, au moyen d'un procédé que vous connaissiez peu sans doute, une opération de trachéotomie sur laquelle je veux appeler votre attention.

Il s'agit d'un enfant, R.... Victor, âgé de dix ans, entré le 30 juillet 1877 à l'hôpital Sainte-Eugénie pour un ulcère scrofuleux du cou. Cet ulcère, situé sur la ligne médiane en dessous du larynx, et consécutif à un abcès froid, avait à peu près la largeur d'une pièce de cinq francs.

L'enfant, chétif, mal nourri, reste à l'hôpital jusqu'au 28 août, époque à laquelle il sort, son ulcère en voie de cicatrisation.

Il fait pendant mon absence une nouvelle apparition du 7 au 28 septembre; il rentre non guéri le 15 octobre, salle Saint-Henri, n° 1.

Depuis que je ne l'ai vu, je constate des modifications sensibles du côté de la voix et de la respiration. La voix est devenue rauque : il est affecté d'une toux croupale, la respiration est embarrassée, légèrement sifflante ; et pendant le sommeil, l'inspiration s'accompagne d'un cornage qui gêne considérablement ses voisins.

L'examen de l'arrière-gorge ne me montre qu'un peu de rougeur ; la déglutition est facile, et l'auscultation de la poitrine ne fait rien découvrir d'anormal. Malgré toutes nos sollicitations, plusieurs fois réitérées, l'enfant ne veut pas consentir à l'examen laryngoscopique.

Il est soumis à un traitement réconfortant : huile de foie de morue, sirop d'iodure de fer, vin de Malaga.

L'ulcère est recouvert de bandelettes de diachylon, et de plus protégé par un pansement à l'ouate phéniquée. On lui pratique chaque matin des pulvérisations d'eau de goudron dans le larynx.

Ce traitement n'amena pas de changement dans sa situation ; l'ulcération du cou présentait dans sa marche des variations bizarres; on remplaçait les bandelettes de diachylon tous les cinq ou six jours, tantôt la plaie paraissait marcher vers la cicatrisation, d'autres fois elle s'enflammait, parfois enfin elle présentait une tendance ulcéreuse plus accentuée ; mais enfin l'enfant allait et venait, il était levé tout le jour, et aux heures de soleil, il se promenait dans les petits jardins de l'hôpital.

Le 17 novembre, au moment de la contre-visite, M. le chef de clinique trouve le petit malade au lit, il respire avec difficulté et se plaint de mal à la gorge, pourtant il n'existe pas d'inflammation de l'isthme du gosier ; l'auscultation fait percevoir des râles sibilants disséminés dans toute l'étendue de la poitrine. La peau est chaude ; le thermomètre marque 38°, le pouls 120 pulsations. Potion avec quinze grammes de sirop de morphine et cinq grammes d'eau de laurier-cerise.

Le 18, à la visite du matin, la respiration, toujours sifflante, est moins pénible que la veille ; mêmes signes stéthoscopiques, la fièvre est moindre. T. 37° 6, pouls 90. L'ulcère a complètement changé d'aspect : il est devenu plus profond et présente des anfractuosités dans lesquelles le stylet s'engage à plusieurs centimètres ; la surface en est grisâtre, les bords sont décollés, la périphérie est le siège d'un gonflement phlegmoneux, il n'y a aucune apparence d'érysipèle. Même pansement, même potion. Tout le thorax est enveloppé d'ouate. Le petit malade fut pris vers dix heures du soir d'un accès de suffocation intense, qui dura vingt minutes ; face cyanosée, orthopnée, aphonie, toux croupale ; l'interne de garde fit appliquer des sinapismes sur la poitrine et sur les membres inférieurs. Il se disposait à faire prévenir le chef de service, lorsqu'un calme relatif se produisit.

Ces détails nous sont donnés le 19 à la visite du matin. L'enfant, qui avait passé la nuit assis sur son lit, conserve une respiration sifflante et pénible, les oreilles restent cyanosées, les muscles inspirateurs sont fortement contractés. L'examen de la gorge ne fait découvrir aucune fausse membrane, l'auscultation ne dévoile que des râles sibilants dans les deux poumons ; le cornage, qui jusqu'alors ne se produisait que la nuit, est à ce moment continu.

Dans la crainte d'un nouvel accès analogue à celui qui avait failli l'emporter la veille, je me décide à pratiquer la trachéotomie. Je vous fis ce jour-là, Messieurs, l'exposé rapide de la situation, et je vous expliquai pourquoi je crus devoir employer le thermo-cautère pour cette opération, malgré la défaveur avec laquelle cet instrument a été accueilli par beaucoup de chirurgiens pour ce cas spécial.

Je vais aujourd'hui donner quelques développements à ces brèves explications.

Un des grands dangers de la trachéotomie vient de l'hémorragie ; ce n'est pas que l'écoulement de sang soit, en général, assez abondant pour tuer l'opéré par lui-même; mais ce liquide, attiré par l'inspiration dans la trachée au moment où le chirurgien pratique l'ouverture du conduit, peut, lorsqu'il coule à flots, s'engouffrer dans les voies respiratoires et asphyxier le malade. Ces hémorragies sont plus à redouter chez l'adulte ; mais, même chez les enfants, elles rendent l'opération dangereuse, et M. de Saint-Germain a affirmé à la Société de Chirurgie (séance du 18 avril 1877), qu'à l'hôpital des Enfants on avait perdu, par suite de cet accident, des opérés sur la table d'opération.

Dans la trachéotomie ordinaire, opération qui intéresse l'isthme du corps thyroïde et les premiers anneaux de la trachée, ce ne sont pas d'ordinaire des lésions artérielles qui déterminent l'hémorragie : elles ne sont à craindre qu'en cas d'anomalies rares, telle l'existence exceptionnelle de l'artère thyroïdienne de Neubaüer. Mais toujours on rencontre au-devant de la trachée, sur le même plan que l'isthme du corps thyroïde et derrière lui, un lacis veineux, un véritable plexus constitué par deux ordres de veines : les unes superficielles aboutissant à la veine jugulaire antérieure superficielle, les autres profondes qui donnent naissance à la veine jugulaire antérieure profonde. Ces vaisseaux, congestionnés par l'état d'asphyxie auquel on essaie de remédier par l'opération, se gonflent à chaque inspiration. Ils peuvent se trouver rangés sur le côté et laisser place à l'instrument de l'opérateur ; mais souvent elles apparaissent transversalement sur la ligne médiane, souvent aussi ils forment un riche réseau anastomotique qu'il est impossible au chirurgien d'éviter. Voilà l'origine habituelle des hémorragies qui compliquent quelquefois l'opération de la trachéotomie, et deviennent assez abondantes pour jeter le trouble dans les derniers temps de l'opération.

Il serait trop long de vous exposer toutes les modifications du procédé classique que cet accident a suggérées aux médecins et aux chirurgiens. Je ne vous parlerai que du procédé que j'ai employé : la trachéotomie par le thermo-cautère : la *thermo-trachéotomie.*

Il y a plusieurs années, Messieurs, qu'on s'occupe de remplacer pour cette opération le bistouri par un instrument incandescent. C'est, si je ne me trompe, M. Verneuil, qui pour la première fois saisit le monde savant de cette question, dans un travail lu à l'Académie de Médecine le 13 avril 1872. D'autres déjà, paraît-il, avaient eu la même idée ou l'avaient mise à exécution. On se servit d'abord du galvano-cautère, remplacé bientôt par l'instrument si portatif et si facile à manier du docteur Paquelin.

Avant d'aller plus loin, laissez-moi vous exposer de quelle manière j'ai pratiqué l'opération.

Le malade fut couché sur le dos, mais je ne pus lui donner la position classique, parce que l'extension du cou augmentait la dyspnée d'une manière inquiétante ; force me fut de subir une très légère flexion de la tête, ce qui ne manqua pas de me gêner un peu, la dyspnée rendant la trachée très profonde.

Fixant le larynx de la main gauche, je fis avec le thermo-cautère tenu au rouge sombre, une incision de quatre centimètres, partant du cartilage cricoïde et se dirigeant vers le sternum en traversant l'ulcère dans son diamètre vertical; j'opérais par ponctions successives (deux à trois par seconde). A aucun moment je n'eus besoin d'écarteur, la voie tracée par l'instrument restant libre. Arrivé à trois centimètres de profondeur, n'apercevant pas les cartilages de la trachée, ne les

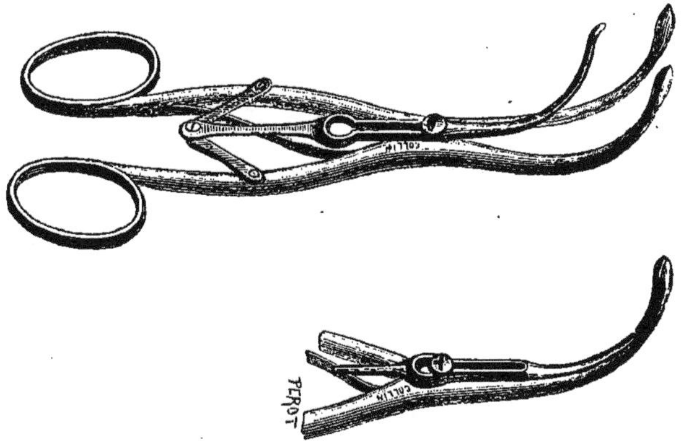

Fig. 16. Pince dilatatrice de Laborde.

sentant pas avec le doigt, ne reconnaissant pas les tissus escharrifiés, je voulus savoir où j'en étais et fis une petite incision au fond de la plaie avec le bistouri. Il se produisit immédiatement un flot de sang veineux qui remplit toute la plaie : l'application d'une pince hémostatique arrêta l'hémorragie, et après avoir escharifié la portion de tissu saisie par la pince que je pus alors retirer aussitôt, je continuai l'opération.

Je pénétrai encore, en m'aidant du doigt, à environ un centimètre de profondeur, et tombai sur les anneaux de la trachée, qu'il me fut très facile de reconnaître.

Je ponctionnai le premier espace avec la pointe d'un bistouri, et un sifflement m'avertit que la trachée était ouverte. Avec un bistouri boutonné, je sectionnai deux anneaux ; il se produisit des quintes de toux, et l'expulsion de mucosités légèrement sanguinolentes ; mais j'avais appliqué la pince dilatatrice à trois branches que je vous présente (fig. 16), et qui porte le nom de dilatateur de Laborde, et je pus attendre la fin de cet orage qui vous a quelque peu impressionnés, qui est habituel et paraît provoqué par l'écoulement de sang qui résulte de la section de la muqueuse trachéale. M. Tillaux, dans un cas où il pratiqua avec le galvano-cautère la trachéotomie totale à sec, n'eut pas de quintes de toux, et les assistants s'aperçurent que l'opération était terminée par la sortie d'un peu de fumée par le nez (*Bull. Soc. de Chir.*, 1874). Je constatai en inspectant la plaie, au moment de placer la canule, qu'il s'était produit une déchirure transversale de cinq à six millimètres dans la membrane qui unit le second au premier anneau de la trachée ; je plaçai la canule et fis le pansement ordinaire. L'enfant respirait avec aisance et fut reporté dans son lit.

L'opération fut de longue durée : je regrette de n'avoir pas fait prendre exactement note du temps ; mais je ne crois pas exagérer en l'évaluant à dix ou douze minutes.

Ceci dit, Messieurs, je reviens à mon sujet.

Le thermo-cautère empêche-t-il les hémorragies qui peuvent compliquer l'opération ?

C'est là une des raisons pour lesquelles nous avions fait choix du procédé. L'enfant n'était plus en bas-âge ; une inflammation de longue durée, s'étendant assez profondément, quelque peu phlegmoneuse à l'heure actuelle, nous laissait craindre de rencontrer une vascularisation anormale. Vous avez pu voir que la plaie pratiquée par le thermo-cautère fut exsangue et sèche dans tout son trajet, ce qui contrasta pour nous et tous les assistants avec le résultat du petit coup de bistouri que j'eus l'idée de pratiquer afin de reconnaître la nature des tissus.

Nous avions donc atteint le but : mais en est-il toujours ainsi? On ne peut répondre à cette question d'une manière absolument affirmative, puisque sur 34 cas d'opérations par les instruments incandescents (18 par le galvano-cautère, 16 par le thermo-cautère) réunis par M. Poinsot (*Bull. Soc. de Chir.*, 1877), il en est six où une hémorragie abondante a forcé le chirurgien à terminer rapidement l'opération par le bistouri. Lorsque l'écoulement est produit par la lésion de quelqu'artériole, le jet de sang qui survient permet le plus souvent de distinguer et de saisir avec une pince hémostatique le vaisseau qui donne. Tout autre est la physionomie d'une opération dans laquelle un flot sanguin monte rapidement, remplit la plaie, sans qu'on puisse en reconnaître la source, et quelquefois même est assez abondant pour éteindre le thermo-cautère. Mais, chez des sujets ainsi prédisposés, ces hémorragies, possibles avec le thermo-cautère, ne seraient-elles pas inévitables avec le bistouri? Et quand elles se produisent, n'a-t-on pas toujours la ressource de terminer rapidement l'opération par la méthode ordinaire?

Il est par contre assurément commode d'opérer sur une plaie absolument sèche, et le fait que vous avez eu sous les yeux n'est pas un fait exceptionnel; il se reproduit fréquemment.

Du reste, les adversaires de l'emploi du thermo-cautère dans la trachéotomie se sont basés sur d'autres inconvénients, sinon pour proscrire cet instrument, du moins pour le discréditer.

On lui a reproché de rendre les hémorragies secondaires plus fréquentes, et de déterminer des escharres étendues, qui, suivant l'expression de M. Paulet, donnent à la plaie un aspect véritablement « attristant. »

On a attribué les escharres à la fusion de la graisse, et la rougeur érysipélateuse de voisinage au rayonnement du calorique.

Vous pouvez vous assurer que le rayonnement de ce thermo-cautère rougi au sombre est peu considérable ; la graisse n'existe pas toujours, et on a souvent à faire à des cous maigres comme celui de notre petit malade ; et d'autre part, en attaquant les parties molles, comme vous me l'avez vu faire selon la recommandation de M. Krishaber, au moyen de ponctions successives, au lieu de glisser linéairement l'instrument et sans quitter la voie, on arrive à ne déterminer que des escharres superficielles, qui ne laissent pas après leur chute cet énorme infundibulum qui a si désagréablement impressionné certains chirurgiens.

En tous cas, chez le sujet de cette observation, nous n'avons eu à déplorer ni perte de substance et brûlures considérables, ni, du moins jusqu'à ce jour qui est le 10e après l'opération, hémorragie consécutive.

La fièvre traumatique fut de courte durée.

(J'adjoins ici le tracé thermométrique et les indications du pouls) :

19 *novembre.*	M. T. 38° 2 P. 128.	26 *novembre.*	M. T. 37° 4 P. 112.
	S. T. 39° 2 P. 136.		S. T. 37° 9 P. 118.
20 —	M. T. 38° 6 P. 127.	27 —	M. T. 37° 6 P. 108.
	S. T. 39° 4 P. 132.		S. T. 37° 7 P. 110.
21 —	M. T. 38° 8 P. 120.	28 —	M. T. 37° 2 P. 115.
	S. T. 39° 1 P. 129.		S. T. 37° 8 P. 106.
22 —	M. T. 38° 8 P. 114.	29 —	M. T. 37° 1 P. 100.
	S. T. 38° 5 P. 138.		S. T. 37° 4 P. 102.
23 —	M. T. 37° 8 P. 124.	30 —	M. T. 36° 4 P. 109.
	S. T. 30° 2 P. 120.		S. T. 37° P. 99.
24 —	M. T. 37° 8 P. 120.	1er *décembre.*	M. T. 36° 2 P. 95.
	S. T. 38° 3 P. 116.		S. T. 36° 6 P. 98.
25 —	M. T. 37° 6 P. 100.		
	S. T. 38° 2 P. 106.		

Dans les jours qui suivirent, je soulevai la canule pour nettoyer, par des lavages à l'eau phéniquée, la plaie, qui se recouvrit d'une couche superficielle escharifiée d'un gris brunâtre : elle ne prit *en aucun moment un développement plus considérable* que ne l'eût fait une section par le bistouri.

Tout ce qu'il y eut à noter fut une expectoration abondante de mucosités glaireuses, qui nécessitaient un nettoyage fréquent de la canule interne.

Hier 29, j'enlevai la canule externe : la plaie était bourgeonnante ainsi que l'ulcère scrofuleux environnant : l'orifice de la trachéotomie s'est rétréci juste au point d'admettre la canule (de dix millimètres de diamètre).

Afin de laisser dans vos esprits une formule qui soit susceptible de vous servir de règle, laissez-moi vous lire les conclusions d'un mémoire de M. le docteur Poinsot, que vous trouverez aux *Bulletins* de la Société de Chirurgie (année 1877), et qui me semblent recevoir une nouvelle confirmation du fait que je viens de vous retracer :

« 1° La trachéotomie, pratiquée avec le bistouri soit par le procédé » rapide (en un temps), soit par le procédé lent, donne lieu, dans

» la majorité des cas, à une hémorragie plus ou moins abondante, » qui gêne le chirurgien et a pu souvent faire périr le malade. Elle » peut aussi être suivie d'hémorragies secondaires dont la terminaison » a été quelquefois fatale;

» 2° La trachéotomie par le tranchant rougi (galvano-cautère, thermo- » cautère) supprime, dans la majorité des cas, l'hémorragie immédiate; » elle permet plus souvent encore de n'ouvrir la trachée que lorsque » la plaie est à sec. Quand l'hémorragie se produit en grande abondance » et dans les insuccès moyens, le chirurgien se trouve simplement » obligé de recourir au bistouri et dans des conditions qui ne sont » guère moins bonnes que s'il y avait eu recours d'emblée;

» 3° L'hémorragie secondaire, plus fréquente avec le tranchant rougi » qu'avec le tranchant ordinaire, a toujours été insignifiante;

» 4° Les eschares n'acquièrent une étendue exagérée que si l'opé- » ration est faite trop lentement et le couteau rougi laissé trop » longtemps au contact des tissus;

» 5° La réaction locale est modérée; les accidents phlegmoneux sont » au moins aussi rares qu'avec le bistouri;

» 6° La trachée doit être incisée avec le bistouri, après avoir été » dénudée avec le thermo-cautère : on évite ainsi l'action du rayonne- » ment sur la muqueuse trachéale, la perforation possible de la paroi » postérieure de la trachée, la perte de substance ou la nécrose des » cartilages;

» 7° Le thermo-cautère, par la simplicité de son maniement, ses » dimensions exiguës, son prix relativement peu élevé, doit être pré- » féré au galvano-cautère, dans l'opération de la trachéotomie. »

La crainte de l'hémorragie dans le cas actuel n'est pas le seul motif qui m'ait engagé à recourir au thermo-cautère. Il est un accident qui se produit quelquefois, surtout dans les salles d'hôpital, à la suite des traumatismes qui intéressent les plaies en suppuration, c'est l'érysipèle : et M. Verneuil a appelé l'attention sur certains cas d'érysipèles précoces qu'il a vus se développer consécutivement à de petites opérations sur des plaies suppurantes, le jour même ou le lendemain. M. Verneuil explique ce fait par une véritable inoculation, une *auto-inoculation* : on ouvre en pareil cas une série de vaisseaux lymphatiques dans le voisinage d'un foyer producteur de pus ou de matières septiques : d'où absorption, lymphangite, érysipèle. L'observation de M. Verneuil est juste, l'explication qu'il en donne acceptable. C'est pour cela,

Messieurs, que vous me voyez si souvent toucher avec la solution de chlorure de zinc au 1/10e les ouvertures ou contr'ouvertures que je pratique au bistouri dans les cas de fistules, d'extraction de séquestres, de trajets fongueux, etc.... On est averti du phénomène par une élévation considérable de température, à laquelle succède l'éruption caractéristique. Dans les circonstances où l'on pratique d'ordinaire la trachéotomie, on n'a pas à s'occuper de l'inoculation de matières purulentes dans la plaie. Mais en cas de croup, on voit souvent cette dernière envahie par l'exsudat diphtéritique : et plusieurs chirurgiens attribuent à la cautérisation du trajet par le thermo-cautère la propriété d'empêcher cette propagation : « les eschares sont efficaces, dit » M. Poinsot, pour protéger la plaie contre l'envahissement diphté-» ritique. » Chez notre blessé, en face d'un ulcère anfractueux, recouvert de matières putrilagineuses, siège actuel d'une poussée d'inflammation phlegmoneuse, il nous a paru nécessaire de nous mettre en garde contre l'absorption, par la plaie de la trachéotomie, des produits plus ou moins septiques qui pouvaient se trouver élaborés à son voisinage. Nous avons ainsi réussi à empêcher toute complication locale et à modérer la réaction générale consécutive à une opération qui n'est pas toujours sans danger par elle-même.

Que conclure de tout ceci, Messieurs ? Sans vouloir tirer de ce seul fait plus d'enseignement qu'il ne comporte, je ne puis me défendre, en le rapprochant de ceux qui ont été publiés jusqu'à ce jour, d'un profond sentiment de sympathie en faveur d'une opération qui a si bien répondu aux nécessités de ce cas spécial.

— Messieurs, selon nos prévisions, le petit opéré dont je vous ai parlé dans une de nos précédentes conférences, a guéri, et je vais brièvement résumer, au moment de signer sa sortie, son intéressante observation.

Le 1er décembre, j'essayai de retirer la canule ; le malade fut pris d'une dyspnée qui, au bout d'une quinzaine de minutes, dégénéra en véritable suffocation. Force me fut de replacer l'appareil avant de quitter l'hôpital. Du reste, même avec la canule, l'enfant présentait, surtout la nuit, des crises qui étaient dues à l'obstruction de l'instrument par des mucosités très épaisses et qui cessaient quand on avait débarrassé la lumière.

Le 4 décembre, je répétai la même tentative sans plus de succès ; j'essayai ce jour-là de remplacer la canule ordinaire par la canule à soupape de Broca. Il faut que vous connaissiez bien ce petit appareil. Il arrive parfois qu'après la trachéotomie on est forcé de tâtonner pour s'assurer du moment où l'on peut enlever la canule sans inconvénient. Parfois la respiration semble libre, on se décide ; tout va à merveille pendant quelques heures, puis l'opéré est pris de suffocation, on est obligé de replacer l'instrument; mais vous ne sauriez croire combien il est parfois difficile de réintroduire une canule enlevée depuis quelques heures. J'ai eu pour ma part l'occasion de constater ces difficultés chez un enfant d'une dizaine d'années à qui j'ai pratiqué la trachéotomie en 1874 pour un corps étranger du larynx. Pour obvier à cet inconvénient, M. Broca a fait fabriquer la canule à

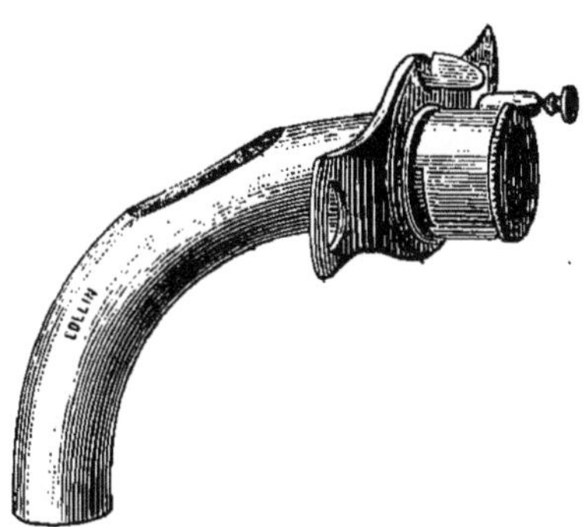

Fig. 17. Canule à soupape de Broca.

soupape, dont je vous offre un spécimen (fig. 17). Cette canule présente sur sa convexité une ouverture arrondie placée de telle sorte que l'air puisse passer par le larynx lorsque son orifice antérieur est clos. On obtient la fermeture de cet orifice en y adaptant cette petite pièce mobile dans laquelle se trouve une soupape dont l'occlusion, qui peut être plus ou moins complète, est réglée par une vis qui surmonte l'appareil.

Lorsqu'on arrive à faire respirer l'opéré, la soupape étant complètement fermée depuis quelques jours, on peut sans danger retirer la canule. Cet appareil présente un autre avantage : il permet la phonation et ne laisse pas perdre aux enfants opérés l'habitude de respirer par la bouche.

Le modèle que j'avais à ma disposition était un peu volumineux ; il entrait dans la trachée à frottement dur, amena un peu d'expectoration sanguinolente, et ne fut pas toléré.

Le 9, j'introduisis une canule de Broca un peu moins forte, et j'en montrai le mécanisme à la Sœur et au petit opéré. Dès le lendemain, ce dernier pouvait respirer la canule à demi fermée. L'expectoration se rétablit immédiatement par la bouche; la voix n'était pas plus claire qu'avant l'opération, elle restait rauque et d'un timbre grave.

Quand l'enfant, la nuit, se réveillait suffoqué, il ouvrait complètement la soupape, expectorait abondamment et mettait ainsi fin à la crise.

Du 13 au 20, il survint une bronchite généralisée qui augmenta le nombre de ces accès, mais qui céda à un traitement convenable.

Le 20, après bien des supplications, il se décida à subir un examen laryngoscopique, mais la vue de l'instrument et de la chambre noire l'impressionna; il se produisit quelques nausées au moment de l'introduction du miroir; l'enfant devint indocile et ne nous permit pas de continuer nos recherches.

Malgré la guérison de sa bronchite et la disparition des mucosités, la respiration ne pouvait toujours pas s'effectuer avec la canule complètement fermée.

Le 3 janvier, après avoir administré à l'enfant du bromure de potassium pendant quelques jours, je parvins à faire un rapide examen laryngoscopique. Je pus m'assurer d'un fait, c'est qu'il n'y avait de tumeur d'aucune nature sur les cordes vocales, d'autre part il me parut que la corde vocale gauche immobile n'arrivait pas à se mettre en contact avec sa congénère. L'indocilité de l'enfant ne nous permit pas l'électrisation directe des cordes vocales; nous fîmes traverser le larynx par des courants induits appliqués à l'extérieur tous les jours pendant deux à trois minutes. Ce traitement fut interrompu par suite de la production d'une nouvelle bronchite qui dura près d'un mois.

Le 12 février, on put reprendre les séances, et à dater de ce jour la respiration s'améliora rapidement. Bientôt le petit opéré put rester toute la journée sans ouvrir sa canule qui était seulement à demi fermée pendant la nuit. Sa voix reprit peu à peu de la force, et le 11 mars nous pûmes enfin retirer la canule, après avoir pris la précaution de la laisser complètement fermée pendant cinq jours.

La cicatrisation fut très rapide; quand l'enfant sortit de l'hôpital, le 15 mars, quatre jours après l'extraction de la canule, il ne restait plus qu'une fistulette insensible par laquelle l'air passait seulement quand il pratiquait l'expérience de Politzer.

La pathogénie des accidents dyspnéiques dans ce cas d'ulcère scrofuleux du cou me paraît, Messieurs, bien difficile à établir. Y a-t-il eu simple coïncidence entre les deux affections? Y a-t-il eu relation de cause à effet? Ce sont des questions à l'étude desquelles nous consacrerons une autre leçon. Le grand point était de sauver la vie de cet enfant, menacée par une complication insolite.

Nota. — Nous avons revu cette année (janvier 1879) notre petit opéré, rentré à l'hôpital Sainte-Eugénie pour des ulcères scrofuleux de la cuisse et de la fesse droite. Les troubles respiratoires qui avaient nécessité la trachéotomie n'ont pas reparu depuis l'opération. Voici quel est l'état de la cicatrice. Elle présente une étendue un peu moindre que l'ulcère auquel elle est consécutive : quatre centimètres de long sur deux et demi de large. Elle est, à sa partie supérieure et sur la ligne médiane, adhérente à la trachée, au niveau des deux anneaux intéressés par l'opération; cette adhérence est aujourd'hui facilement perceptible à la palpation : quand on ordonne au malade un mouvement de déglutition, on constate que cette partie adhérente est entraînée en haut et vient se cacher sous un pli transversal de la peau qui se forme à l'extrémité inférieure du larynx.

IX

Etranglement interne par torsion de l'extrémité supérieure du rectum. — Perforation du cœcum. — Péritonite suraiguë.

Messieurs,

L'autopsie à laquelle vous venez d'assister m'amène à vous parler d'une affection, que l'on désigne sous les termes génériques *d'occlusion intestinale*, *d'étranglement interne*.

Caractérisée essentiellement par l'arrêt des matières stercorales au niveau d'une portion d'intestin qui ne fait pas partie d'une hernie abdominale, elle présente de nombreuses variétés. L'histoire de cette maladie, qui est à la fois du domaine de la pathologie interne et de la pathologie externe, est loin d'être complète, et à chaque pas, l'observateur rencontre sur son chemin de nouveaux faits qu'il est toujours intéressant de recueillir. Ce n'est pas d'aujourd'hui que mon attention a été attirée sur ce point, et je crois avoir apporté à cet édifice inachevé quelques matériaux utiles en publiant les résultats de mon observation sur les *hernies internes* ou *intra-abdominales* (*Archives générales de Médecine*, 1873), et sur *l'étranglement interne produit par les hystérômes* (*Bull. Soc. Chir.* 1873). Aujourd'hui c'est un fait de *torsion*, de *volvulus*, en prenant ce terme dans son acception propre, de l'extrémité du rectum qui s'offre à nos investigations. Je vais vous indiquer les enseignements qui me paraissent s'en dégager.

Voici d'abord l'observation du malade :

Un vieillard de soixante ans, N..., fileur, entre à l'hôpital Sainte-Eugénie le 26 octobre 1877.

Nature de la maladie : hernie inguinale droite facilement réductible, pannus consécutif à des granulations conjonctivales.

Ce malade se portait bien du reste, lorsque, à la visite du 10 novembre, je fus frappé de son air anxieux; il m'apprend que depuis quatre jours il n'est pas allé à la selle, et qu'il souffre de coliques violentes avec envie de défécation, qu'il ne peut satisfaire.

Trouvant son bandage herniaire placé par-dessus la chemise, l'idée me vint que la hernie pouvait, par le fait d'une mauvaise contention ou même d'un étranglement, être la cause de ces accidents. L'entéro-épiplocèle était sortie, mais sans tension ni douleur; du reste elle se réduit avec la plus grande facilité.

La palpation du ventre ne me fit découvrir qu'une légère intumescence et une sensibilité peu vive de la région du flanc droit.

Le malade n'avait pas eu de vomissements, il était sans fièvre; j'attribuai les accidents à une irritation du cœcum produite par l'accumulation des matières fécales, je prescrivis une demi-bouteille d'eau de sedlitz.

Le lendemain, après une absence de vingt-quatre heures, j'appris à mon grand étonnement la mort de ce pauvre malade.

Voici ce qui s'était passé :

Deux heures après l'administration du purgatif, vers midi, il avait été pris de vomissements qui ne l'ont plus quitté jusqu'à dix heures du soir, moment de la mort. Ces vomissements, très fréquents, d'abord alimentaires et bilieux, étaient devenus *fécaloïdes* à partir de cinq heures du soir. Le fait a été constaté à la contre-visite par l'interne du service et le chef de clinique.

En même temps le ventre s'était ballonné et, dans l'espace de quelques heures, avait acquis un énorme développement : il ressemblait au ventre d'une femme à terme.

Des douleurs violentes s'étaient manifestées à l'hypogastre et surtout au niveau de la fosse iliaque droite, région dans laquelle elles ont conservé jusqu'à la fin leur maximum d'intensité.

L'algidité s'était montrée dans la soirée avec une gêne considérable de la respiration.

Le traitement avait consisté en glace à l'intérieur, en cataplasme et onctions belladonées, en un lavement purgatif et des lavements émollients projetés avec force, sur la prescription du chef de clinique qui, voyant combien peu l'injection pouvait pénétrer dans l'intestin, soupçonnait une obstruction du rectum.

Autopsie pratiquée trente-six heures après la mort :

Abdomen fortement distendu; quelques cuillerées de sérosité s'échappent de la cavité péritonéale à l'incision des parois abdominales.

Congestion modérée des anses intestinales ; seules les portions de l'intestin grêle qui siègent dans la cavité pelvienne sont d'un rouge violacé ; quant au reste de la surface péritonéale, on aperçoit dans l'intervalle des vascularisations intestinales et sur les parois de l'abdomen la séreuse dépolie, terne, d'une teinte grisâtre, poisseuse au toucher, nulle part de fausses membranes.

Environ 150 à 200 grammes de liquide louche dans le petit bassin, à odeur fécaloïde.

Distension énorme du gros intestin, qui masque en grande partie les circonvolutions, également boursouflées, de l'intestin grêle.

L'S iliaque, outre son ampliation exagérée, présente une disposition *spéciale*, très importante à noter, et que j'ai essayé de représenter le plus fidèlement possible dans le schéma ci-joint :

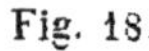

Fig. 18.

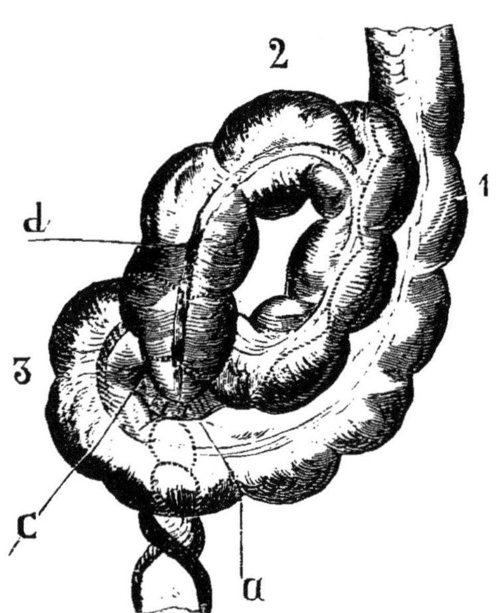

Au lieu des deux coudes qu'elle affecte dans la généralité des cas et de sa configuration en S, la partie du gros intestin intermédiaire au côlon descendant et au rectum, et qui est d'ordinaire fixée dans la fosse iliaque droite, remonte dans la cavité abdominale jusqu'au niveau du bord inférieur de l'estomac, au-devant de l'intestin grêle qui la sépare de la colonne vertébrale et de la région lombaire. Environ une fois plus longue qu'elle ne l'est d'habitude, elle se compose de deux anses, l'une verticale (2) se continuant avec le rectum, l'autre horizontale (3) faisant suite au côlon descendant (1).

L'anse verticale est libre dans l'abdomen, et derrière sa portion descendante (*d*) passe l'anse horizontale qui forme bientôt un coude (*c*) dont la concavité embrasse le point de jonction de l'S iliaque avec le rectum.

Je crois devoir faire remarquer l'enchevêtrement particulier des anses intestinales dont j'ai tâché de rendre la disposition sur la figure, enchevêtrement qu'il est plus facile de comprendre que de décrire. (Les pointillés figurent les anses intestinales situées en arrière, les portions qui siègent en avant étant limitées par des traits pleins. La figure simule ici l'intestin distendu : sur le cadavre, les détails dont je vais parler ne pouvaient se découvrir qu'après l'écartement des anses, énormément gonflées).

Le point où s'opère la fusion de l'S iliaque et du rectum est étranglé dans les 3/4 de son pourtour par le méso-côlon adhérent à la courbe de l'anse horizontale de l'S iliaque : l'autre quart se trouve comprimé contre le détroit supérieur. En même temps le bout descendant (*d*) de l'anse verticale se trouve infléchi en avant et à gauche, ce qui détermine au niveau de la stricture, un angle dû à la flexion et un étranglement par vive arête sur le méso-côlon.

Le volume de l'orifice d'étranglement ainsi constitué est suffisant pour laisser passer l'index.

Au-dessus de cet agent d'étranglement se trouve l'S iliaque (2, 3) gonflée comme une outre, et fortement froncée avant d'arriver au point rétréci ; au-dessous, en écartant la portion antérieure (*a*) de l'anse horizontale, on aperçoit le rectum vide, aplati et tordu sur lui-même à son extrémité supérieure dans une étendue de quatre à cinq centimètres.

La torsion se fait de bas en haut, d'avant en arrière et de gauche à droite, ainsi que l'indiquent trois plis caractéristiques, elle est d'un demi-tour, la face antérieure du rectum devenant postérieure au point culminant de la portion entortillée.

Il n'existe aucune adhérence entre les plis de torsion, qui disparaissent complètement dès qu'on replace les parties dans leur direction habituelle.

Au niveau du rétrécissement rien d'anormal encore dans les tuniques intestinales :

L'intestin grêle et le gros intestin renferment le même liquide trouble, grisâtre, à odeur de matières fécales, qui a été retrouvé dans le bassin.

Sur le cœcum deux particularités intéressantes :

D'abord sur l'une des bosselures de sa face antérieure, à quatre travers de doigt au-dessus de l'appendice vermiforme, on trouve un pertuis circulaire, comme fait à l'emporte-pièce et de la dimension d'une forte tête d'épingle.

En même temps ces bosselures sont réunies en plusieurs points par des brides fibreuses bien distinctes par leur forme, leur volume, leur siège et leur direction des rubans musculaires du gros intestin. Ces brides de grosseur variable, mais dont la plus forte n'excède pas le volume des appendices graisseux péritonéaux, sont libres au niveau des interstices qui séparent les renflements du cœcum, et pour le reste de leur longueur, qui varie de deux à quatre centimètres, elles sont confondues avec la paroi intestinale, dont elles se distinguent par leur blancheur et leur opacité.

En examinant de près la perforation du cœcum, on voit que, s'il est taillé à l'emporte-pièce pour la muqueuse et la musculaire, il n'est pas de même au niveau du péritoine, qui présente une déchirure allongée de huit millimètres, à la lèvre supérieure de laquelle vient aboutir une des brides fibreuses en question.

Au niveau de la perforation la muqueuse intestinale ne présente aucune trace d'inflammation ni d'ulcération; du côté du péritoine aucune lésion différente de celles que nous avons décrites plus haut et qui témoignent d'une péritonite généralisée à la première période.

En introduisant une sonde profondément dans le rectum et en y faisant une injection forcée de liquide, on voit bien le rectum se déplisser et se détordre en partie, mais le liquide ressort par l'anus, et le doigt placé au-dessus du rétrécissement, ne le sent affluer dans l'S iliaque que si l'on écarte l'anse horizontale et la bride méso-colique qui y adhère.

La compression exercée sur la partie descendante de l'S iliaque, ne parvient en aucun cas à faire passer les gaz dans le rectum.

Vous trouvez dans ce fait, Messieurs, un exemple d'étranglement intestinal produit par une double cause : la torsion du rectum et une constriction opérée par une portion tendue du méso-côlon.

L'étranglement interne par torsion, *l'étranglement rotatoire* de Rokitansky, constitue la variété à laquelle s'appliquent, à proprement parler, les dénominations d'*iléus* (de εἰλεῖν, *tourner*), de *volvulus* (de *volvere*). Le fait actuel est un cas de torsion de l'intestin sur lui-même ; il est des cas où cette torsion s'opère autour d'un axe constitué par une bride solide ou creuse. Il confirme la règle générale établie par Besnier, et d'après laquelle les étranglements par torsion simple de l'intestin, siègent le plus souvent sur le gros intestin, et spécialement du côté de l'S iliaque (Besnier, *des étranglements internes de l'intestin*, Paris, 1860).

Il ne me paraît pas impossible, Messieurs, de vous donner une explication plausible du mécanisme qui a produit ce volvulus. Je vous rappelle d'abord que l'S iliaque se trouve dans des conditions anatomiques spéciales. Il n'est que très lâchement fixé aux parois abdominales par le méso-côlon iliaque, qui se laisse souvent allonger au point de permettre à l'S iliaque une mobilité analogue à celle de l'intestin grêle, comme c'était le cas chez ce malade. Rappelez-vous de plus, combien sont variables et la délimitation et la longueur de l'S iliaque ; or, chez ce sujet, l'anse qui représentait spécialement cette portion d'intestin, remontait jusqu'au niveau du bord inférieur de l'estomac. Ainsi, mobilité considérable, longueur insolite de l'S iliaque, telles sont les deux conditions qui me paraissent avoir facilité la formation du volvulus.

Je vous ai montré à l'autopsie qu'il était possible de détortiller la portion tordue du rectum. Il suffisait pour cela de faire opérer un demi-tour d'avant en arrière et de gauche à droite, à l'anse verticale libre de l'S iliaque : cette manœuvre était rendue facile par suite de la distension de cette anse, qui lui donnait une rigidité suffisante. Il est tout naturel de conclure de cette expérience, que la torsion du rectum est due au déplacement de l'anse en question, qui a fait un demi-tour de droite à gauche et d'arrière en avant. Quant à la cause de ce demi-tour, il est impossible de la connaître au juste : rappelez-vous que cet homme, porteur d'une hernie qui sortait et rentrait facilement, était par suite sujet aux déplacements de l'intestin ; un mouvement brusque, un effort, a pu commencer le mouvement qui s'est continué peut-être sous l'influence de la distension par les gaz ou du poids des matières fécales.

Quant au siège d'élection du point où la torsion s'est effectuée, il s'explique, à mon avis, pour deux raisons : d'abord parce qu'à ce niveau qui est le commencement du rectum, l'intestin présente une fixité relative, et qu'il lui est plus facile de pivoter sur un axe fixe que sur un axe mobile ; en second lieu, parce que le coude (*c*) de l'anse horizontale de l'S iliaque a pu entraîner le rectum dans son mouvement circulaire.

Cette dernière explication ne souffrirait aucune difficulté si nous avions trouvé des adhérences entre la partie concave du coude et le rectum ; mais, à leur défaut, ne peut-on pas invoquer l'adhésion qui existe entre des surfaces péritonéales polies et lubréfiées, adhésion de même nature que celle qui réunit si fortement deux lames de verre lisses soudées par une gouttelette de liquide ?

Ce mouvement, qui explique le tiraillement de la bride méso-colique, nous donne également la clef de la constriction exercée par cette bride, concurremment à l'entortillement du rectum.

Nous avons constaté, lors de l'autopsie, que la pression exercée sur l'intestin au-dessus de l'étranglement augmentait les effets de la torsion du rectum.

L'examen de la figure montre de même, et il était bien plus facile de s'en assurer sur la pièce cadavérique, que l'accroissement de volume des anses situées derrière la portion verticale de l'S iliaque, aggravait en même temps l'inclinaison et la flexion de la portion étranglée, et que le déplacement de la portion (3) de l'anse horizontale augmentait le tiraillement de la bride méso-colique qui se trouvait forcée de suivre son mouvement, et par suite la constriction du point étranglé de l'intestin.

Il ne me paraît donc pas trop aventureux d'avancer :

Que la *torsion* de l'extrémité supérieure du rectum peut être déterminée par les mouvements imprimés à une anse de l'S iliaque qui, dans certaines dispositions anormales, embrasse cette portion de l'intestin dans l'inflexion de son coude ; qu'elle peut se compliquer d'un étranglement par *bride méso-colique*, et que cette obstruction intestinale, une fois produite, se trouve maintenue et aggravée par la distension de plus en plus considérable que subit l'intestin au-dessus de la stricture.

Si cette théorie n'est pas la vraie, je ne crois pas qu'on puisse lui refuser le mérite d'être la plus vraisemblable.

Comment expliquer maintenant la perforation du cœcum, qui a

amené la mort en moins de douze heures par péritonite suraiguë, alors que les symptômes dus à l'étranglement interne lui-même ont à peine eu le temps de s'esquisser?

Je ferai d'abord remarquer que cette perforation se distingue, et par son siège et par ses caractères anatomiques, de celles qui compliquent quelquefois les étranglements internes, et qui siègent au niveau ou dans le voisinage immédiat de l'agent constricteur.

Ses caractères étaient tels que j'ai dû me demander, quand je l'ai découverte, si elle n'était pas un accident de la nécropsie.

Je puis être affirmatif sur ce point. J'ai pratiqué l'autopsie moi-même : la perforation se trouvait en rapport avec une portion de la paroi abdominale qui n'a pas été intéressée par les instruments, et du reste j'ai opéré l'incision transversale de cette paroi avec de gros ciseaux mousses.

L'interprétation que je propose s'est offerte à mon esprit en constatant la disposition des brides fibreuses du cœcum que j'ai décrite plus haut.

Ces brides sont-elles des néoformations, ou résultent-elles seulement d'adhérences anormales établies entre la paroi de l'intestin et les extrémités libres des appendices graisseux péritonéaux? je l'ignore; en tout cas elles témoignent, à mon sens, d'un travail inflammatoire localisé à la portion du péritoine qui tapisse le cœcum et qui s'est produite à une époque antérieure indéterminée.

Sous l'influence de la distension exagérée des bosselures du cœcum produite par l'interruption du cours des gaz, l'une d'elles, au lieu de se prêter à l'élongation subie par les autres, se serait rompue à son point d'insertion, entraînant la déchirure longitudinale du péritoine que j'ai signalée; cela fait, les tuniques muqueuse et musculaire, refoulées par la pression interne exagérée, auraient fait hernie à travers cette fente de la séreuse, et en éclatant se seraient rompues circulairement.

De là épanchement du liquide intestinal retrouvé dans le petit bassin et péritonite généralisée.

Telle est l'explication la plus acceptable, à mon avis, du développement et de la filiation des phénomènes anatomo-pathologiques qui se sont produits chez mon malade.

Ce malade a présenté les symptômes habituels des occlusions intestinales quelle qu'en puisse être la cause :

Vomissements de matières alimentaires, puis bilieuses, puis fécaloïdes; constipation opiniâtre, accompagnée de *ténesme rectal;* ballonnement considérable du ventre ; gêne de la respiration; algidité, etc. Je n'insisterai pas sur cette symptomatologie dont vous n'avez pu être les témoins puisque les accidents n'ont duré que de dix heures du matin à dix heures du soir, et que la péritonite suraiguë qui a emporté notre malade, a masqué les signes qui appartiennent en propre à l'occlusion.

J'appellerai seulement votre attention sur un symptôme qui m'a vivement frappé, et auquel je vous conseille d'attacher désormais la plus grande importance. Rien de plus commun que le *ténesme rectal* : vous le rencontrerez dans toutes les affections qui sont la cause d'une irritation du rectum ; aussi bien les affections chirurgicales telles que les hémorroïdes ou les néoplasmes, etc., que les affections médicales telles que la dyssenterie, la rectite, etc. Mais dans ces divers cas, le ténesme s'accompagne d'une évacuation, quelque minime qu'elle puisse être, de sang, de mucosité, de pus, de liquide ichoreux, etc. ; tandis que chez ce malade, rien, absolument rien, ne sortait par l'anus malgré les besoins les plus urgents et les efforts les plus incessants.

Quand j'arrivai au lit de ce malade, il revenait des cabinets, et il m'apprit que c'était au moins la dixième fois depuis le matin qu'il se présentait à la garde-robe, sans pouvoir expulser le moindre gaz, ni la moindre parcelle solide ou liquide d'excréments.

Si j'avais à ce moment pratiqué le toucher rectal, en constatant la vacuité de l'intestin aussi loin que mon doigt eût pu parvenir, j'aurais pu être amené à l'idée que c'était à *la partie supérieure* du rectum que se trouvait l'obstacle au cours des matières, et qu'il ne s'agissait pas seulement d'une de ces causes banales de constipation que les purgatifs font facilement disparaître.

Je crois devoir spécialement insister sur ce point, en formulant ainsi qu'il suit mon opinion :

Le ténesme rectal coïncidant avec la *constipation* et la *vacuité* du rectum est un signe *précoce* de l'occlusion de l'extrémité supérieure du rectum (voire même peut-être de l'extrémité inférieure de l'S iliaque) quelle qu'en soit du reste la cause.

Assurément, dans le fait présent, cet indice sur le siège de l'étranglement ne nous eût pas été fort utile pour l'institution d'un traitement médical, puisqu'après tout le malade a succombé à une lésion contre laquelle nous étions à peu près impuissants, et que d'autre part, pour ce qui a trait à l'obstruction intestinale elle-même, si les injections rectales forcées parvenaient à déplisser et à détortiller l'intestin, elles n'arrivaient pas à vaincre la stricture exercée par le méso-côlon.

Mais ce signe eût été des plus précieux pour l'indication de la méthode opératoire et de son lieu d'élection, si on eût eu le temps d'agir.

Il est un autre point sur lequel je crois devoir appeler votre attention. Chez ce malade, de violentes douleurs s'étaient manifestées à l'hypogastre et surtout au niveau de la fosse iliaque droite ; elles ont conservé jusqu'à la mort leur maximum d'intensité dans cette dernière région. Or, la constatation d'une douleur localisée est de la plus haute importance, en général, dans l'étranglement interne : souvent, à défaut de signes plus caractéristiques, elle peut servir de guide au médecin et au chirurgien, pour la détermination du siège de l'obstruction. C'est une particularité à laquelle Hévin, chirurgien du dernier siècle, et Dupuytren, plus récemment, attachaient l'importance qu'elle mérite. Si l'on s'en était rapporté à ce signe chez le sujet de l'observation présente, et qu'on eût voulu, en se guidant sur lui, rechercher l'étranglement, il est probable qu'on eût ouvert l'abdomen au niveau de la fosse iliaque droite. On fût tombé sur la perforation du cœcum, mais à quelle distance du point de l'intestin obstrué ? Alors même que le ventre était démesurément ouvert, il nous a fallu déplacer largement des anses intestinales dilatées, pour nous renseigner sur le siège et la nature de l'étranglement.

Supposons une gastrotomie exploratrice pratiquée sur la ligne blanche entre l'ombilic et le pubis, que de tâtonnements pour arriver avec un ou deux doigts, avec la main même tout entière sur le siège du mal, quel embarras pour établir le diagnostic précis de cette double cause d'étranglement interne, quelles difficultés pour y remédier !

Quelles étaient dans ce cas les indications thérapeutiques?

Le chef de clinique du service chirurgical a pris, en mon absence, les mesures que nécessitaient les accidents à marche rapide dont il était témoin. Contre l'obstruction du rectum, il a prescrit des lavements purgatifs et des injections d'eau émolliente projetée avec force. Pour enrayer le développement de la péritonite, il a employé la glace à l'intérieur et en application externe sur l'abdomen avec des onctions belladonées. Il a sagement obéi aux nécessités de la situation; mais la perforation intestinale et la péritonite suraiguë qui en est résultée, se sont jouées des efforts de la thérapeutique : le malade a succombé avec une rapidité foudroyante.

Si l'affection n'eût pas affecté une marche aussi accélérée, si nous nous fussions trouvé en face d'une occlusion intestinale sans péritonite, nous aurions pu essayer de sauver ce malade au moyen de *l'entérotomie*, de la création d'un *anus artificiel*. Je vous ai dit tout à l'heure dans quelle condition défavorable on se trouve, en cas de volvulus, affection qui ne peut guère être diagnostiquée que par exclusion, pour aller à la recherche de l'étranglement par l'opération de la *gastrotomie*.

L'opération de l'anus artificiel peut se pratiquer dans la fosse iliaque (méthode de Littre) ou dans la région lombaire (méthode de Callisen).

La méthode de Littre a été préconisé pour le cas spécial par Nélaton, qui, après avoir ouvert l'abdomen et le péritoine, reconnaît le bout supérieur de l'intestin à sa distension par les gaz et les matières, distension qui en produit forcément la hernie par la plaie. Et de fait, dans le cas actuel, que l'opération fût pratiquée à droite ou à gauche, on eût eu les plus grandes chances pour trouver le gros intestin à cause de son énorme dilatation. Mais on eût pu tout aussi bien rencontrer l'intestin grêle; et dans le cas spécial de volvulus du rectum, c'est le gros intestin qu'il faut ouvrir. Si on tombe sur l'intestin grêle, l'opération peut être inutile, comme l'a dit M. Besnier : « Les matières contenues dans l'intestin grêle s'écoulent au dehors; » mais les gaz et les matières contenus dans le gros intestin resteront » emprisonnés entre l'étranglement siègeant à la partie inférieure du » gros intestin, d'une part, et la face cœcale de la valvule de Bauhin, » de l'autre; valvule qui ne permet pas de reflux vers l'intestin » grêle. On verra alors le ventre ne s'affaisser qu'incomplètement, » et tous les accidents reparaître bientôt, après un amendement » momentané. »

Nous conclurons donc, Messieurs, de l'étude de ce fait :

1° Que le volvulus, la torsion de l'extrémité supérieure du rectum, peuvent être produits par le déplacement d'une anse de l'S iliaque;

2° Que l'occlusion intestinale qui en est la suite, peut se trouver augmentée par une constriction opérée par le méso-côlon;

3° Que des perforations intestinales éloignées, des perforations du cœcum peuvent en être le résultat et provoquer une péritonite généralisée suraiguë;

4° Que cette affection peut occasionner la mort en quelques heures;

5° Que, si la marche des accidents laissait possible une intervention chirurgicale, l'entérotomie serait préférable à la gastrotomie;

6° Que la méthode de Callisen (procédé d'Amussat) serait, à moins d'indications précises, préférable à la méthode de Littre (procédé de Nélaton) (1).

(1) Ce fait a été adressé à la Société de Chirurgie de Paris, avec un extrait de la leçon dont il a fait l'objet (*Bullet. Soc. Chir.* 1877).

X

Rétention d'urine produite par un rétrécissement de l'urèthre. — Ponction capillaire et aspiratrice de la vessie. — Rétablissement du cours des urines par des bougies à demeure. — Autopsie.

MESSIEURS,

Nous venons de pratiquer l'autopsie d'un malade qui a présenté, dans les derniers jours de sa vie, un embarras de la miction produit par un rétrécissement uréthral. C'était un emballeur, âgé de 42 ans, qui nous a été envoyé, le soir du 9 janvier, d'un service médical dans lequel il était traité pour une hépatite suppurée consécutive à une dyssenterie chronique. Il a succombé à cet abcès du foie, et je profite de cette occasion, qui est assez rare, pour vous faire étudier *de visu* quelques-unes des particularités anatomo-pathologiques que présentent les coarctations de l'urèthre. Nous avons extrait en bloc la vessie et le canal de l'urèthre, et voici ce que nous constatons après avoir incisé ce dernier dans toute sa longueur le long de sa face supérieure, ainsi que toute la face antérieure de la vessie.

Le canal étalé mesure, du col de la vessie au méat, une longueur de dix-neuf centimètres. A treize centimètres et demi du méat, à la jonction de la portion membraneuse et de la portion spongieuse, dans une étendue d'environ un centimètre, la muqueuse présente une coloration blanche qui tranche sur la couleur des parties voisines ; elle a dans ce point tout à fait l'aspect du tissu fibreux, mais elle a conservé son poli. A ce niveau, le canal est manifestement rétréci ; il n'a que dix millimètres de circonférence au lieu de dix-huit que nous trouvons à la mensuration dans les portions sus et sous-jacentes. La paroi est de plus à peu près inextensible, tandis que dans le reste de son étendue on arrive facilement, en écartant les bords de la section avec des pinces, à augmenter sa largeur de près d'un tiers. Le point rétréci ne présente pas d'induration ; sa surface n'offre pas la physionomie d'un tissu cicatriciel, on n'y voit ni brides, ni mamelons, ni cavités ; il existe seulement, à la partie supérieure, une exulcération superficielle, d'un gris rougeâtre, d'aspect tomenteux, de trois millimètres de long sur deux de large.

La muqueuse, à la coupe, se continue insensiblement avec le tissu sous-jacent, dont il est plus difficile de la décoller que dans le reste du canal. Dans la région prostatique, cette membrane est pâle ; elle est rosée dans la portion de région membraneuse qui n'est pas envahie par le rétrécissement, d'un rouge foncé dans la partie spongieuse, et même livide au niveau de la fosse naviculaire.

La prostate n'est pas hypertrophiée. La muqueuse vésicale n'est pas altérée ; on ne trouve qu'un peu de congestion, dans une étendue de quelques centimètres, immédiatement derrière le col de la vessie. Les parois de la vessie ont une épaisseur de sept à huit millimètres. Sa forme est celle d'un ovoïde à petite extrémité inférieure ; sa longueur de onze centimètres, sa largeur de sept. La surface interne présente un nombre considérable de replis ; les uns disparaissent par la distension ; les autres, au contraire, formés par le relief des faisceaux musculaires de la paroi qui soulèvent la muqueuse, sont permanents.

Nous n'avons constaté aucune altération ni des uretères, ni des reins.

En résumé, nous trouvons dans ce canal un point rétréci, mais qui, sur le cadavre, paraît encore largement perméable ; à ce niveau, une muqueuse inextensible, privée d'élasticité, offrant l'apparence du tissu fibreux, et siége d'une légère exulcération. C'est là ce qui constitue la lésion anatomique à laquelle on donne le nom de *rétrécissement organique du canal de l'urèthre*. Entendons-nous bien, Messieurs, sur ce point ; je vous propose d'admettre qu'*un point du canal est rétréci, lorsque, par suite de la transformation de sa paroi, il se rétracte et ne se laisse plus ou qu'incomplètement distendre par le passage du flot urinaire.*

Nous différencions ainsi cet état de l'urèthre des modifications de calibre provoquées par l'inflammation aiguë ou le spasme musculaire.

Ces modifications de tissu se présentent sous divers aspects, car les rétrécissements de l'urèthre ne reconnaissent pas tous la même origine : les uns, dits rétrécissements *cicatriciels*, sont formés par des brides inodulaires, de véritables cicatrices qui succèdent à des ulcérations, des plaies, des ruptures du canal ; les autres, appelés rétrécissements *fibreux*, sont les résultats d'une transformation de la paroi produite par une inflammation prolongée.

La blennorrhagie peut engendrer l'une et l'autre variété.

Il y a des blennorrhagies chancreuses, qui, certainement, déterminent une perte de substance et un rétrécissement cicatriciel des parois de l'urèthre. Alors que les injections abortives étaient en vogue, on les a accusées de produire des eschares et des coarctations cicatricielles; les rétrécissements, que leur emploi n'amenait que trop souvent, peuvent être attribués aussi à l'inflammation intense qu'elles déterminent dans l'épaisseur même de l'urèthre, inflammation qu'on n'a pas toujours la chance de voir se limiter ou se résoudre complètement. Une des causes les plus communes de ces strictures cicatricielles est la rupture de l'urèthre dans la chaude-pisse dite *cordée*. La corde, en pareil cas, est formée par le tissu spongieux du canal, qui, ayant perdu son extensibilité sous l'influence de l'inflammation, ne peut suivre, au moment de l'érection, le développement des corps caverneux.

La rupture peut être spontanée par le fait même des érections qui rendent parfois si pénible la première période de la blennorrhagie; d'autres fois, elle succède à un coït intempestif; d'autres fois encore, elle est produite par le malade, qui redresse violemment la partie antérieure de la verge, ou brise la corde d'un coup de poing appliqué sur la convexité de l'organe.

Dans ces cas, de même que dans les ruptures traumatiques proprement dites, il se forme entre les lèvres de la solution de continuité un véritable tissu de cicatrice dont vous connaissez les propriétés rétractiles, et la pathogénie du rétrécissement ne présente rien d'obscur.

Les rétrécissements fibreux succèdent à des uréthrites répétées, ou même à une seule blennorrhagie, quand elle n'a pas été complètement guérie. Mais ici le mécanisme est plus difficile à saisir en raison de l'ancienneté du travail inflammatoire qui produit la stricture. Aussi, vous ne vous étonnerez pas si, sur ce point, les opinions sont partagées.

Il en est qui affirment la nécessité d'une cicatrice, et, par suite, d'une perte de substance, ou tout au moins d'une ulcération des parois du canal pour la formation d'un rétrécissement. Ces ulcérations seraient le résultat du travail inflammatoire lui-même, ou de l'usage intempestif d'injections irritantes; dans le cours des blennorrhagies mal soignées, des déchirures de la muqueuse uréthrale enflammée et devenue friable se produiraient sous l'influence de coïts laborieux ou prolongés. Je suis, pour ma part, disposé à admettre, dans un certain nombre de cas, la présence d'ulcérations et de fongosités à leur niveau : j'ai pu constater ces fongosités sur le vivant, et une autopsie m'a positivement démontré la transformation inodulaire de toutes les parties constituantes du canal, y compris la muqueuse. Mais on peut toujours se demander si ces ulcérations sont antérieures ou consécutives à la stricture, si elles n'en sont pas l'effet au lieu d'en être la cause.

Cette réserve est d'autant plus légitime qu'on a observé sur le cadavre des spécimens totalement différents. Sauf un léger changement dans sa coloration, la muqueuse est souvent saine, son épithélium normal; elle glisse facilement sur les parties sous-jacentes, on peut en injecter les vaisseaux au mercure, ce qui serait impossible si elle était transformée en tissu cicatriciel.

Il faut admettre alors que le tissu fibreux qui constitue la coarctation et dont la formation nouvelle est indéniable siège au-dessous de la muqueuse.

Sur ce point encore les chirurgiens sont en désaccord.

Il en est qui voient dans ce processus le résultat de l'inflammation des tissus vasculaires érectiles des parois uréthrales : il s'agirait, d'après M. J. Guérin, d'une phlébite capillaire du tissu spongieux, phlébite adhésive qui amène la transformation fibreuse de ce tissu, comme on l'observe, par exemple, dans les phlébites qui s'emparent de certaines tumeurs érectiles.

Pour d'autres, au contraire, et c'est M. A. Guérin qui, dans un mémoire très original, a soutenu cette thèse en 1853 à la Société de Chirurgie, en s'inspirant des idées de Lallemand et de Reybard, l'inflammation n'est pas, primitivement du moins, aussi profonde; elle se localise dans le tissu réticulaire sous-jacent à la muqueuse : c'est là que se produit le dépôt de lymphe plastique, comme on disait autrefois, ou, comme on dit de nos jours, la néoplasie inflammatoire qui doit donner naissance à un tissu fibreux de formation nouvelle.

Pour ma part, Messieurs, en réfléchissant que chacune de ces théories présente des faits en sa faveur, je crois qu'elles renferment toutes une part de vérité : à mes yeux, elles n'ont qu'un tort, celui d'être trop exclusives.

Le travail inflammatoire peut se limiter à la muqueuse, au tissu conjonctif sous-muqueux, au tissu érectile des parois uréthrales; mais il peut également envahir plusieurs de ces couches conjointement, et, même sur le cadavre, il n'est pas toujours facile d'en reconnaître l'exacte délimitation.

M. Gosselin, dans ses remarquables *Leçons de Clinique Chirurgicale*, a essayé d'établir entre les rétrécissements une distinction basée sur le plus ou moins d'accentuation des lésions anatomiques visibles à l'œil; il a donné le nom de rétrécissements *fibreux* aux rétrécissements dont le tissu présente une épaisseur appréciable; celui de rétrécissements *fibroïdes* à ceux qui, n'offrant pas de lésions anatomiques grossières et facilement saisissables, ne présentent dans la muqueuse que des changements physiologiques, caractérisés par une diminution de l'extensibilité normale et une tendance au retrait.

Ces distinctions sont excellentes au point de vue fonctionnel, au point de vue clinique; mais, à mon avis, M. Gosselin n'a pas prouvé qu'il s'agisse dans les deux cas d'un processus anatomo-pathologique différent.

L'état de souffrance, d'anxiété et de faiblesse du malade ne nous a pas permis un long interrogatoire sur les causes qui ont produit son rétrécissement : nous savons seulement qu'il a mené la vie aventureuse de marin, qu'il a beaucoup vécu dans les colonies, et qu'il a autrefois contracté plusieurs blennorrhagies, toujours plus ou moins mal soignées.

Ceci dit, Messieurs, pour vider ce qui a trait à la question d'anatomie pathologique, je reprends l'histoire de l'affection.

Il y avait, nous a-t-il dit, plus de 24 heures qu'il n'avait pas uriné lorsqu'il est descendu dans le service : on avait essayé des tentatives de cathétérisme qui n'avaient pas abouti.

M. le docteur V. Faucon, chef de clinique chirurgicale, l'avait, en mon absence, trouvé à la contre-visite assis sur son lit contre des oreillers, la face anxieuse, en proie à la dyspnée et à de violentes douleurs dans le ventre. La vessie formait un corps globuleux qui remontait jusqu'au niveau de l'ombilic, et on constatait en même temps la présence dans l'abdomen d'une certaine quantité de liquide ascitique. Après avoir inutilement tenté d'introduire dans la vessie des sondes de divers calibres, M. le chef de clinique parvint à faire pénétrer une bougie filiforme qu'il fixa à demeure.

Il revint à huit heures du soir près de son malade; l'urine ne s'était pas écoulée; la vessie remontait cette fois au-dessus de l'ombilic; le malade souffrait de plus en plus; devant cette situation, M. le chef de clinique pratiqua une ponction de la vessie avec l'appareil de Potain (1) (trocart moyen). Il put retirer 1,800 grammes d'une urine trouble,

(1) Voir plus loin fig. 19.

roussâtre, mais sans odeur anormale. L'opération faite, le malade s'endormit, et quand je pus arriver à l'hôpital à neuf heures du soir, je trouvai l'orage apaisé.

A la visite du 10, la vessie remontait jusqu'à mi-route entre le pubis et l'ombilic. J'essayai le cathétérisme; ne pouvant parvenir à le pratiquer avec une sonde métallique, j'introduisis une sonde en gomme élastique n° 8 (filière Charrière) qui traversa le rétrécissement, provoqua l'écoulement de quelques gouttes d'urine, mais se trouva invinciblement arrêtée au voisinage du col. Je me bornai à réintroduire et à fixer une bougie filiforme. Au bout d'une heure, l'urine coulait goutte à goutte le long de l'instrument.

Le 12, une sonde n° 8 arrive assez facilement jusque dans la vessie : je la laisse à demeure, et à la visite du 13 je trouve la vessie complètement vide.

Le 15, nous pûmes nous servir d'une sonde n° 10 : le malade avait uriné seul la nuit précédente ; je me bornai à passer cette sonde à la visite jusqu'au jour de la mort, qui arriva le 17. Vous en avez trouvé à l'autopsie la raison dans un abcès hépatique et une péricardite aiguë qui s'était développée par suite du voisinage de ce foyer d'inflammation.

Le fait dont je viens de vous donner le résumé est pour vous plein d'enseignements. J'insisterai spécialement sur deux points : la nécessité où l'on s'est trouvé de pratiquer la ponction vésicale, les moyens qui nous ont permis d'éviter d'y recourir une seconde fois.

Je ne puis vous recommander la ponction de la vessie, dans les rétrécissements en général, et les rétrécissements franchissables en particulier, comme une opération de pratique commune ; quand on arrive à introduire une bougie, même filiforme, dans la vessie, généralement la situation est sauve, le malade finira par uriner. L'emploi des bains, de l'opium ou du chloral, au besoin des sangsues au périnée, sont les moyens les plus usuels qui vous permettront ensuite de calmer le spasme musculaire et les complications inflammatoires qui d'ordinaire rendent momentanément le rétrécissement infranchissable à l'urine. Voilà la règle, et M. le chef de clinique, avec qui j'ai souvent eu l'occasion de parler de faits analogues, connaissait parfaitement mon opinion sur ce point. Mais, dans le cas particulier, il était impossible d'attendre plus longtemps, on avait gagné l'extrême limite : une vessie qui remonte au-dessus de l'ombilic ne doit pas être abandonnée à elle-même : le malade eût été exposé à périr si on l'eût laissé toute la nuit dans cet état de détresse, et quand j'arrivai près de lui à neuf heures, après avoir pris connaissance des circonstances du fait, je ne pus qu'approuver complètement l'intervention à laquelle on s'était décidé. Vous voyez, Messieurs, qu'à toute règle il est des exceptions forcées; c'est la seconde fois que nous pratiquons cette année la ponction capillaire aspiratrice de la vessie dans des cas de rétention d'urine. Etait-ce le meilleur procédé dans le cas actuel?

Lorsqu'on ne peut introduire de sonde dans la vessie et qu'il faut arriver à une mesure extrême, on peut employer la dilatation forcée du rétrécissement, l'ouverture de l'urèthre soit au niveau soit en arrière du point où il siège, ou la ponction de la vessie.

Le cathétérisme forcé, tel qu'on l'employait autrefois au moyen des sondes coniques de Boyer et de Mayor, et destiné à rétablir quand même le calibre du canal, est une opération qui doit être à jamais rayée de la pratique d'un chirurgien prudent. C'est un moyen aveugle, qui produit trop souvent des fausses routes et peut occasionner la mort. Je n'en dirai pas autant du procédé auquel M. L. Lefort a donné le nom de *dilatation immédiate progressive* et qui consiste à dilater rapidement le canal au moyen d'un cathéter conique en maillechort, dont l'extrémité est vissée au talon d'une bougie filiforme introduite à travers le rétrécissement jusque dans la vessie. On s'épargne ainsi, grâce à l'instrument conducteur, la crainte de voir le dilatateur s'égarer, si l'on prend soin surtout de se servir des bougies fabriquées par Benas; ces bougies portent à l'intérieur du côté de leur base une fine baleine qui les empêche de plier et de se recourber sur elles-mêmes. Mais pour éviter tout accident par ce procédé, il faut assouplir préalablement la muqueuse et les tissus du rétrécissement par le séjour de la bougie dans le canal pendant vingt-quatre heures, ce qui le rendait inapplicable dans le cas présent.

On peut encore avoir recours à l'incision de l'urèthre de dehors en dedans, soit au niveau du rétrécissement (uréthrotomie externe), soit entre le rétrécissement et la pointe de la prostate (boutonnière). Ce sont là des opérations qu'il est inutile de discuter pour le cas présent : jamais un chirurgien n'est autorisé à les pratiquer dans les cas de rétrécissement simple et franchissable.

Restait donc la ponction de la vessie. On l'opère soit par le rectum, soit par le périnée, soit au-dessus du pubis. Il n'y a guère que la ponction sus-pubienne qui soit adoptée en France. On peut la pratiquer avec un gros trocart, dont on laisse la canule en place, si l'on craint ne pouvoir rapidement rétablir le cours des urines. On peut également se servir, comme nous l'avons fait sur deux de nos blessés, des appareils aspirateurs, ceux de Dieulafoy ou de Potain. Je vous ai dit déjà quelles étaient les raisons de mes préférences. Ce fait est de nature à les accentuer davantage : il m'a été impossible, en effet, en pratiquant l'autopsie de ce sujet, de retrouver après huit jours la moindre trace de la ponction, soit dans le tissu cellulaire pré-vésical, soit à la surface interne, dans les parois ou à la surface externe de la vessie. Je me crois donc de nouveau autorisé à vous conseiller la même pratique en pareille occurrence.

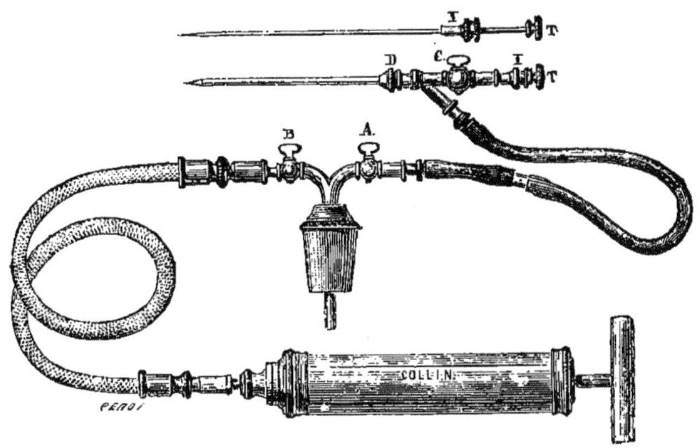

Fig. 19. Appareil de Potain.

Je dis : en pareille occurrence, Messieurs ; car, bien que ce soit un moyen simple de parer aux accidents, il n'est pas absolument inoffensif. Même opérée au moyen des appareils aspirateurs et des trocarts capillaires, la ponction vésicale compte déjà quelques cas de mort. Aussi, en présence d'une rétention d'urine produite par un rétrécissement uréthral, vous ne la considérerez que comme une ressource *extrême*, que comme une mesure de nécessité *absolue*. Mais d'autre part, certains d'avoir sous la main, en cas de besoin, un moyen facile de parer aux accidents, vous essaierez avec calme, sans précipitation ni brutalité, les moyens ordinaires, qui le plus souvent vous permettront facilement de soulager le patient, car c'est là ce qu'il vous demande avant tout. C'est qu'en effet, si j'en juge d'après les cas déjà nombreux de rétention d'urine que j'ai été à même d'observer, la douleur en pareille occurrence doit être atroce. Je me souviens, entre autres faits, d'avoir été appelé il y a quelques années près d'un riche paysan, chez lequel des tentatives antérieures de cathétérisme n'avaient pas abouti : il souffrait depuis trente-six heures. Il m'offrait textuellement la moitié de sa fortune si je parvenais à le débarrasser; il ne savait pas que la chose fût si facile; je pus constater, il est vrai, que son enthousiasme diminuait en même temps que la distension de sa vessie.

Ceci m'amène à vous dire en terminant quelques mots du traitement qui nous a permis de rétablir chez notre malade le cours des urines.

Nous avons pu constater dans ce cas la réalité d'une cause de rétention à laquelle Civiale attachait une grande importance, que Caudmont, Mercier, Phillips et bien d'autres encore dans ces derniers temps ont spécialement signalée, la contracture du col de la vessie. Vous avez pu voir, à ma visite du 10, que je parvenais assez facilement à franchir la portion rétrécie avec une sonde n° 8; nous obtenions alors l'évacuation de quelques gouttes d'urine, et nous aurions pu nous croire arrivés au but; mais bientôt tout écoulement cessait, et il nous était impossible de pénétrer dans la vessie. Le même phénomène avait été constaté par ceux qui, avant nous, avaient essayé de sonder le malade. Il existait donc profondément, en arrière du rétrécissement lui-même, un obstacle que nous ne pûmes franchir qu'avec une bougie filiforme. Je vous avais dit, du vivant du malade, que les rétrécissements organiques de la région prostatique étaient tellement rares, qu'ils ne devaient pas entrer ici en ligne de compte. L'autopsie nous démontra le bien fondé de mon assertion : il y a plus, aucune lésion matérielle persistante ne nous donna sur le cadavre l'explication des difficultés insurmontables rencontrées ce jour-là. Le fait est curieux et mérite de vous être signalé; et, si vous n'étiez pas physiologistes avant d'être chirurgiens, si, faisant abstraction des phénomènes vitaux, vous ne cherchiez à expliquer les troubles de la miction que par des causes mécaniques, il vous serait absolument impossible de vous rendre compte des circonstances qui, tout en nous permettant de franchir un point matériellement rétréci, ont fait que nous nous sommes butés à un obstacle dont nous ne retrouvons plus la trace après la mort. Pour cela, Messieurs, je dois vous rappeler en deux mots les conditions qui président au fonctionnement de la vessie, à l'accumulation de l'urine dans ce réservoir et à son expulsion.

A l'état normal, ce liquide excrémentitiel peut s'emmagasiner, sans que nous en ayons conscience, jusqu'à certaines doses, différentes selon les individus, et chez le même individu selon les circonstances. Puis, lorsque la distension de la vessie a dépassé une certaine limite, il est nécessaire que la volonté entre en jeu pour s'opposer à la miction. On peut expliquer le fait en supposant que dans le premier cas l'occlusion du réservoir est due à la tonicité du sphincter vésical quel qu'il soit, tonicité qui dépend de la moelle épinière, tandis que l'encéphale est obligé d'entrer en action dans le second, soit pour modérer la contraction des forces expulsives de la vessie, soit pour augmenter la puissance des muscles, quels qu'ils soient encore, qui empêchent l'excrétion de l'urine. Ceci dit sans plus amples détails, — car il ne m'est pas possible de vous exposer ici cette question si obscure encore de physiologie, — il peut arriver que la rétention d'urine se produise, malgré l'effort de la volonté, ou par le défaut d'action des contractions volontaires qui déterminent la miction, ou par suite de la prépondérance des forces qui s'y opposent. Nous aurions à faire dans le premier cas à une paralysie de la vessie : ces paralysies accompagnent très rarement les rétrécissements uréthraux, elles ne peuvent s'expliquer, en général, que par une lésion de la moelle ou de l'encéphale, résultat d'une coïncidence ou d'une complication, ce qui n'est pas le cas chez notre malade. Reste donc la seconde hypothèse : vous verrez souvent, en l'absence même de lésion du canal, la sonde arrêtée pendant le cathétérisme dans le voisinage du col de la vessie ; il suffit, en pareil cas, d'attendre un peu sans forcer, et au bout de quelques instants l'instrument pénètre sans douleur. Il se produit alors un spasme de l'appareil musculaire de la région, acte réflexe dû à l'excitation que détermine la présence de la sonde sur la muqueuse prostatique. Chez notre rétréci, la contraction du col vésical, au lieu d'être temporaire et spasmodique, était devenue permanente, c'était de la contracture, et une contracture assez prononcée, non-seulement pour résister aux ordres de la volonté, mais encore pour barrer le passage à tout autre instrument qu'à une bougie filiforme. Vous rencontrerez bien souvent ce symptôme dans les cas de coarctations uréthrales ; gardez-vous d'en conclure à l'existence d'un obstacle permanent situé dans la profondeur de l'urèthre : c'est ce qu'on appelle la contracture du col vésical, contracture *réflexe* et *symptomatique* des rétrécissements de l'urèthre.

Je devrais bien vous dire quel est l'appareil musculaire qui fait ainsi l'office de barrière. Est-ce le sphincter vésical lui-même, c'est-à-dire les fibres circulaires qui entourent le col de la vessie ? Sont-ce les fibres musculaires des régions membraneuse et prostatique du canal? Les anatomistes et les chirurgiens ne sont pas d'accord sur ce point. Je me bornerai pour le cas actuel à vous faire observer que derrière le rétrécissement séjournaient constamment quelques gouttes d'urine que la sonde, introduite à travers la stricture, évacuait avant d'arriver au col de la vessie; et, à nos yeux, le fait peut être considéré comme un appui à l'opinion de mon maître, le professeur Küss, de Strasbourg, qui prétendait que l'occlusion du sphincter vésical dépend d'une action réflexe due à l'irritation par l'urine de la muqueuse prostatique.

Quoi qu'il en soit, Messieurs, les contractures symptomatiques disparaissent rapidement par le passage ou le séjour des sondes. Voilà pourquoi le malade a pu uriner goutte à goute au bout de quelques heures, le long de la bougie filiforme que j'ai fixée dans son canal; voilà pourquoi, après deux jours de séjour permanent dans le canal, les sondes arrivaient sans la moindre difficulté jusque dans la vessie, dès qu'elles avaient traversé la stricture; pourquoi, dès le 14, c'est-à-dire au bout de quatre jours, le malade pouvait uriner seul, bien que le rétrécissement n'admît qu'un numéro peu supérieur à celui du premier jour (n° 10 au lieu du n° 8).

En résumé, outre les lésions anatomo-pathologiques que je vous ai fait étudier, retenez de l'analyse de ce fait, comme enseignement pratique :

1° Que les rétrécissements de l'urèthre franchissables peuvent se compliquer de rétention d'urine;

2° Que l'une des causes de la rétention est la contracture du col vésical;

3° Que dans des cas exceptionnels, lorsqu'on est appelé près du malade alors qu'existe une énorme distension de la vessie, on peut être forcé de pratiquer la ponction vésicale;

4° Que cette ponction, faite au moyen de l'aspirateur de Potain, s'est montrée remarquablement bénigne;

5° Qu'il suffit en général du séjour de bougies et de sondes, même de petit calibre, dans l'urèthre et la vessie, pour faire disparaître la contracture et rétablir le cours des urines.

XI ET XII

Orchite et vaginalite suppurée. — Rétrécissements multiples de l'urèthre; — tentatives infructueuses de dilatation; — uréthrotomie interne; — guérison.

Messieurs,

J'ai appelé votre attention au moment de la visite sur un malade à qui nous avons pratiqué, il y a quelque temps, l'*uréthrotomie interne.* Je vais, à cette occasion, vous signaler encore quelques-uns des accidents qu'entraînent à leur suite les rétrécissements de l'urèthre.

Le malade en question est un maçon, L... Théodore, âgé de 50 ans, qui occupe le nº 8 de la salle Saint-Pierre. Cet homme, sujet depuis plusieurs années à des accidents de dysurie, a été pris en travaillant de douleurs dans l'aîne gauche et la bourse correspondante : cette dernière ne tarda pas à se tuméfier considérablement. Il dut cesser son travail et se mettre au lit : il se borna à appliquer des cataplasmes *loco dolenti*, et le sixième jour, trouvant qu'il ne guérissait pas assez vite, il entra à l'hôpital Sainte-Eugénie.

A la visite du 7 décembre 1877, nous constatons que la bourse gauche est grosse à peu près comme un œuf de dinde, formant contraste avec la droite où l'on trouve le testicule atrophié, et réduit au volume d'une amande. Le scrotum, d'un rouge livide, œdématié, épaissi, recouvre une tumeur très nettement composée de deux portions : l'une postérieure, grosse comme les deux pouces, indurée et très douloureuse à la pression; l'autre antérieure, molle, fluctuante et non transparente.

Nous avions évidemment affaire à une inflammation du testicule, à une *orchite*, compliquée d'épanchement de la tunique vaginale.

D'ordinaire, Messieurs, c'est surtout l'épididyme qui est, en pareil cas, le siège du travail inflammatoire; le plus souvent, le parenchyme du testicule lui-même y participe très peu, et beaucoup de chirurgiens donnent, avec juste raison, le nom d'*épididymite* à cette affection. Plusieurs fois déjà, je vous ai fait constater la chose au lit du malade. Dans le fait actuel, l'épididyme était certainement affecté : quant au corps du testicule, nous dûmes rester dans le doute, en raison de l'abondance du liquide qui rendait impossible l'exploration de la glande. Mais il était certain que cette collection liquide, formant une tumeur de forme ovoïde et circonscrite à la région de la tunique vaginale, développée, d'autre part, sous l'influence de l'inflammation, était le résultat d'une *vaginalite*. L'absence de transparence nous fit supposer de plus que cette vaginalite était suppurée : un instant même, en voyant la coloration livide du scrotum, et frappé par l'état de sénilité précoce de ce malade qui, âgé de 50 ans, paraît en porter plus de 60, nous nous étions demandé si cette orchite n'aboutirait pas à la gangrène. Mais comme les douleurs étaient devenues moins intenses et que l'état général n'inspirait pas d'inquiétudes sérieuses, je me bornai à prescrire l'élévation des bourses et l'application de cataplasmes.

L'orchite est une affection que vous rencontrerez souvent : elle reconnaît des causes diverses. Elle est parfois, rarement, *primitive* : témoin ce cas d'orchite traumatique que vous avez pu étudier quelques mois auparavant au n° 15 de la même salle : elle est le plus souvent *secondaire*, et ce sont spécialement les affections du canal de l'urèthre qui affectent avec elle une relation de cause à effet. Aussi, en présence d'une orchite, dont vous devez toujours rechercher la cause, c'est vers l'urèthre qu'il faut avant tout diriger votre investigation.

Chez notre malade, il suffisait de comprimer le canal avec le doigt pour faire sortir quelques gouttes de muco-pus ; on sentait en même temps, dans cette manœuvre, quelques points d'induration le long de la portion spongieuse de l'urèthre.

Il nous raconta alors qu'à l'âge de vingt ans, il avait contracté une blennorrhagie dont il fut soigné à l'hôpital Saint-Sauveur. Au bout de six semaines, il sortait guéri et reprenait son genre de vie habituel. Voilà tout ce qu'il put nous dire sur cet épisode de sa vie. Six ans après, à la suite d'un excès de boisson, escapade qui lui arrivait fréquemment chez le marchand de levure au service de qui il se trouvait, et chez lequel il avait la possibilité de boire beaucoup de bière, il fut subitement pris de rétention d'urine. Il prit un bain d'environ quatre heures, après quoi il urina facilement et ne ressentit aucun dérangement ultérieur.

Trois ans après, nouvelle rétention qui, cette fois, nécessita le cathétérisme et un traitement de quatre semaines à l'hôpital Saint-Sauveur. Il crut remarquer, à dater de cette époque, que son jet n'était plus ni aussi fort ni aussi régulier qu'auparavant. Nonobstant, quinze ans se passèrent sans nouveaux accidents; mais, depuis ces dernières années, de grands troubles se sont produits dans la miction. Il s'aperçut d'abord que, s'il ne prenait pas le soin d'attendre, un certain temps après avoir uriné, que le canal fut complètement vidé, il mouillait constamment son linge : puis le jet devint de plus en plus fin et de plus en plus tortillé en vrille : depuis près d'un an, la miction nécessitait un temps et des efforts considérables; elle ne se faisait que goutte à goutte, trop heureux, nous disait-il, quand un petit jet filiforme lui rappelait l'époque où l'urine s'écoulait à plein canal, sans être pour lui une cause perpétuelle de soucis et de souffrances.

Il ne put trouver, dans ses souvenirs, aucun renseignement précis sur la façon dont s'était produite l'atrophie de son testicule droit; il se rappelle, toutefois, qu'il fut un temps où il était du volume normal.

Il ne fallait pas être grand clerc en chirurgie pour flairer un rétrécissement de l'urèthre : seulement, Messieurs, comme l'erreur est très facile et plus fréquente peut-être qu'on ne croit, et que, d'autre part, l'intervention chirurgicale exige des renseignements précis, vous m'avez vu procéder à une exploration méthodique, que je vous recommande pour tous les cas analogues.

Vous trouverez, Messieurs, dans les arsenaux de chirurgie, de nombreux modèles d'instruments explorateurs. Le plus souvent, pour ne pas dire toujours, une ou deux sondes en argent, ou même en étain, et une série de bougies à boule régulièrement calibrées d'après la filière la plus généralement en usage en France, celle de Charrière, suffisent à établir le diagnostic, du moins pour les détails indispensables au chirurgien. J'ai pris, pour explorer le canal, un cathéter Béniqué n° 38. Pourquoi un si fort calibre? Parce qu'un instrument plus mince peut laisser méconnaître, en les traversant sans donner de sensations spéciales, des rétrécissements réels, ou que, s'engageant dans les lacunes des parois uréthrales, il peut faire croire à des coarctations imaginaires. Je fus arrêté à 4 centimètres du méat. A cette profondeur il n'y a pas d'obstacle naturel; on est parvenu au delà du repli valvulaire, signalé par M. A. Guérin, derrière la fosse naviculaire, à la paroi supérieure du canal, et à la concavité duquel les Anglais donnent le nom de *lacuna magna;* du reste, les grosses sondes s'y engagent difficilement, et il suffirait pour l'éviter, retenez bien ceci en passant, de diriger le bec du cathéter vers la paroi inférieure du canal. J'étais donc en présence d'une diminution du calibre de l'urèthre qui, à l'état normal, doit facilement admettre une sonde de 7 millimètres de diamètre, le n° 42 de la série Béniqué, 21 de la filière Charrière.

Ce point établi, pour me rendre un compte plus exact de l'état du canal, je me servis des *bougies olivaires* ou *à boule*, et voici quel fut le résultat de mon exploration. Je vis successivement s'arrêter, à 4 centimètres du méat la bougie n° 14, à 6 centimètres le n° 13, à 7 centimètres le n° 11, à 13 centimètres le n° 7, à 17 centimètres 1/2 le n° 5. J'essayai même inutilement de faire pénétrer dans la vessie mon plus petit modèle de bougie filiforme (1/3 de millimètre de diamètre). Vous comprenez, Messieurs, l'importance de ces données si faciles à acquérir. Il était prouvé pour nous que non-seulement le canal n'avait pas son calibre normal, mais que ce calibre se trouvait coarcté sur des points nombreux; vous avez pu voir, et je les ai fait sentir à plusieurs d'entre vous, les accrocs successifs qui retenaient, lorsque je les retirai, les bougies qui s'engageaient profondément.

Je n'attache pourtant pas, Messieurs, au point de vue du siège des rétrécissements, de valeur absolue aux mensurations que j'ai pratiquées sous vos yeux : cela tient à l'excessive difficulté de déterminer exactement la longueur de l'urèthre et de ses diverses portions : vous pouvez en juger par les résultats si divergents obtenus par les anatomistes, tellement divergents qu'ils ne sauraient être de quelque utilité pour le clinicien. Il est difficile de s'entendre, lorsqu'on n'est même pas d'accord sur la longueur normale de l'urèthre. Retenez, sur ce point, les enseignements tirés des autopsies : la grande majorité des rétrécissements siège à la jonction de la région spongieuse et de la région membraneuse; ceux de la région prostatique sont si rares qu'ils ont été niés par beaucoup, ce qui est un tort; quant à la région spongieuse, vous en rencontrerez sur tous les points, depuis le méat jusqu'au bulbe : nous en avons observé un, dont je vous parlerai bientôt, au méat lui-même; (un autre a été trouvé depuis dans le service vers le milieu de la région spongieuse).

Le rétrécissement est le plus souvent *unique :* quelquefois il s'en présente deux ou trois ; dans le cas actuel, nous pourrions considérer notre malade comme ayant été affecté de rétrécissements *multiples* : mais il me semble plus juste de dire que la portion spongieuse de l'urèthre était coarctée dans presque toute sa longueur, et que cette coarctation était d'autant plus serrée qu'on atteignait des parties plus profondes.

Si vous le voulez bien, nous allons maintenant passer en revue les symptômes fonctionnels que nous avons observés en même temps.

1° Le malade, après avoir vu son jet s'effiler à la longue, en était arrivé à uriner goutte à goutte, et avec beaucoup d'efforts ; il mouillait son linge après la miction s'il ne prenait pas certaines précautions que je vous ai dites, et à deux reprises, éloignées l'une de l'autre, il fut pris de rétention d'urine.

A l'état normal, Messieurs, l'écoulement de l'urine se fait par un jet parabolique, vigoureux et lancé à une certaine distance des pieds de l'individu, et les dernières gouttes sont brusquement expulsées par ce qu'on a pittoresquement appelé le *coup de piston*, ou, pour parler plus scientifiquement, par la contraction saccadée des muscles bulbo-caverneux et de Wilson.

Il n'est pas étonnant de voir le calibre du jet se rétrécir proportionnellement à l'étroitesse de l'angustie uréthrale. La vessie est alors obligée de se contracter avec plus de force ; les muscles abdominaux lui viennent en aide avec plus d'énergie ; le malade fait effort. Il arrive un moment où, fatiguée de lutter contre un obstacle permanent, elle ne peut plus produire de jet ; ses contractions deviennent intermittentes, l'urine s'écoule goutte à goutte : les muscles du périnée sont réduits à l'impuissance, et laissent séjourner derrière le rétrécissement quelques gouttes d'urine, qui sortent lentement sous l'influence de la pesanteur, et viennent salir le linge du malade un certain temps après la miction. Il y a plus, dans certaines circonstances données, l'émission de l'urine est complètement interrompue. Deux fois, vous le savez, notre malade a présenté cet accident, et son histoire est celle de beaucoup d'autres.

A quoi est due cette rétention ? Pourquoi, le rétrécissement étant permanent, n'est-elle pas continue, n'est-elle d'ordinaire que passagère comme chez ce sujet ?

Le rétrécissement uréthral, Messieurs, celui du moins que nous étudions et qui succède à la blennorrhagie, n'oblitère qu'exceptionnellement l'urèthre. Pourtant, l'oblitération complète du canal ne peut être absolument niée : des observateurs dignes de foi l'ont constatée sur le cadavre : elle coïncide alors avec la présence de fistules uréthrales. En général, si serré qu'il soit, le rétrécissement laisse un orifice plus ou moins capillaire pour le passage de l'urine. Il n'agit donc que comme cause prédisposante, et, pour produire la rétention, il faut qu'il s'y adjoigne une cause occasionnelle.

Ces causes occasionnelles sont le plus souvent des excès alcooliques, des excès de coït, des marches forcées, de grandes fatigues, la pénétration d'un gravier dans la stricture, parfois le traumatisme produit par un instrument qui le traverse, plus rarement des maladies graves.

Chez notre malade, il l'avoue, l'accident fut le résultat d'excès de boissons. On a donné du fait diverses explications : une des plus rationnelles est celle qui l'attribue à l'inflammation du rétrécissement sous l'influence d'une urine rendue irritante par les alcools de mauvaise nature ; la membrane muqueuse se gonfle et obstrue l'urèthre : la sécrétion de mucosités épaisses par le canal enflammé peut encore

Fig. 20. Endoscope de Désormeaux.

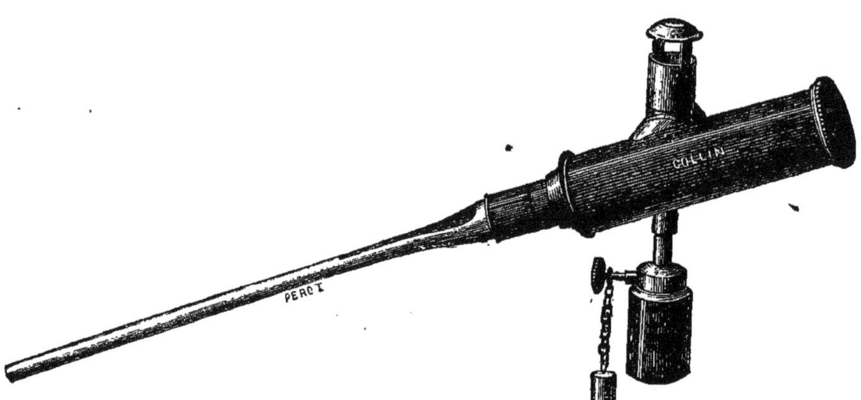

fermer la voie : il en est de même des fongosités qui, quoi qu'on dise, existent parfois au siège des coarctations : ces fongosités ont été vues sur le vivant avec l'endoscope de M. Désormeaux (fig. 20) : et, pour ma part, en essayant un jour de franchir un rétrécissement très étroit au moyen d'une bougie filiforme en baleine, j'en ai ramené une au bout de mon instrument sur lequel elle s'était embrochée comme une petite perle d'enfant.

Il peut arriver encore, ainsi que Civiale l'expliquait, que la rétention soit occasionnée par la fatigue, autrement dit l'*inertie* vésicale consécutive à la longue lutte soutenue par l'organe pour forcer l'obstacle journellement et à toute heure. La contraction des fibres musculaires d'une vessie *inerte* peut suffire à expulser l'urine, et encore le fait-elle incomplètement, lorsque le réservoir est au tiers ou à moitié plein : mais elle devient insuffisante lorsque le malade, par un oubli ou une négligence que l'ivresse explique, a laissé outre mesure distendre sa vessie, que remplissent avec rapidité des libations abondantes.

Je vous ai déjà parlé de la contracture du col vésical et des parties profondes de l'urèthre.

2° Le malade ressentait de fréquents besoins d'uriner, la nuit comme le jour; son urine était trouble en sortant de la vessie, et au bout de vingt-quatre heures, on constatait dans le verre à pied un dépôt considérable ressemblant à du muco-pus.

Ces symptômes, Messieurs, n'appartiennent pas en propre aux rétrécissements de l'urèthre. Chez beaucoup de rétrécis, les envies d'uriner ne sont pas plus fréquentes que chez le commun des mortels : les urines sont limpides, et, à part un flocon de muco-pus qui s'échappe au premier jet, ne renferment aucun dépôt pathologique. Lorsqu'elles sont glaireuses ou purulentes, cela signifie que le rétrécissement s'accompagne de complications inflammatoires siégeant derrière lui. Il n'est que trop commun de voir dans les rétrécissements anciens une inflammation chronique se propager de la portion coarctée du canal à celles qui sont plus profondes, à la vessie (*cystite*), et, parfois même, jusqu'aux uretères (*pyélite*) et aux reins (*néphrite*, *pyélo-néphrite*).

La muqueuse de l'urèthre devient le siège de crevasses, d'ulcérations, de fongosités : il se forme des abcès et des fistules sous-muqueuses.

La muqueuse vésicale s'altère à son tour : elle présente des signes de congestion ancienne, des plaques livides, ardoisées; elle se ramollit, se boursouffle, parfois se couvre de végétations et de fongosités.

Les reins participent à cet état inflammatoire; on y trouve des abcès miliaires; parfois, au contraire, de véritables poches pleines de pus ou d'urine purulente, et dans lesquelles il ne reste presque plus trace de l'organe. D'autres fois, les reins s'atrophient et ressemblent aux reins dits brigthiques à leur troisième période.

Il faut que vous connaissiez ces détails ; il faut même que vous sachiez reconnaître jusqu'où l'inflammation s'est propagée : car si les inflammations anciennes de l'urèthre et de la vessie sont susceptibles d'amélioration et même de guérison, lorsqu'on en fait disparaître la cause première en traitant le rétrécissement, il n'en est malheureusement pas ainsi des altérations rénales. Ces dernières, non-seulement sont irrémédiables, une fois constituées, mais elles influent d'une manière fâcheuse sur le résultat des tentatives chirurgicales. Elles sont ou des contre-indications aux opérations sur les voies urinaires, ou des causes d'accidents trop souvent mortels ; apprenez donc, encore une fois, à les diagnostiquer dans la mesure du possible. Le caractère commun de toutes ces lésions est de faire apparaître dans l'urine des produits de sécrétions muqueuses ou purulentes. Les urines sont troubles au sortir du méat ; et au bout de quelques heures il se forme au fond du vase des dépôts épais, souvent gluants et fortement adhérents aux parois, d'une couleur blanche ou d'un gris jaunâtre. C'est ce que vous entendez souvent appeler des urines catarrhales. En général, elles sont acides au moment de l'émission, mais elles deviennent promptement alcalines à l'air en raison de la rapidité avec laquelle, lorsqu'elles renferment du pus, l'urée se transforme en carbonate d'ammoniaque. Dans certains cas même, la fermentation ammoniacale s'élabore dans le réservoir urinaire, parfois jusque dans les reins, et l'urine exhale au sortir même du méat cette odeur caractéristique, sur laquelle j'ai eu plusieurs fois l'occasion d'appeler votre attention au lit de certains vieillards qui nous arrivent avec des rétentions d'urine dues à l'hypertrophie de la prostate.

En de rares circonstances, ce qui domine dans l'urine, c'est une forte proportion d'albumine. J'en ai observé un exemple remarquable en 1866, à l'hôtel des Invalides, dans le service de M. le professeur Perrin.

Lorsque le pus provient du canal, les urines ne sont purulentes que dans les premiers jets ; celles qui sont reçues dans un second verre demeurent limpides.

Lorsque la sécrétion se fait plus profondément, est-ce dans la vessie ou dans les reins qu'il faut en placer le siège ? Pour résoudre la question, sondez votre malade ; les urines recueillies, lavez la vessie avec de l'eau tiède légèrement phéniquée, jusqu'à ce que cette eau ressorte limpide ; puis recevez par la sonde l'urine qui s'écoule alors goutte à goutte des uretères : cette dernière est-elle claire, l'inflammation est vésicale; sort-elle muqueuse ou purulente, il faut remonter jusqu'aux reins.

Vous pouvez employer ce mode d'exploration dans les rétrécissements qui laissent passer des sondes suffisamment grosses pour obtenir l'évacuation et le nettoyage de la vessie; mais quand cela est impossible, force vous sera de chercher les éléments du diagnostic différentiel dans les signes rationnels de la maladie.

Je vous ai, dans ces derniers temps, fait, aux lits de plusieurs de nos malades, le tableau des signes rationnels de la cystite, je n'y reviendrai pas aujourd'hui.

Ceux de la pyélite et de la pyélo-néphrite sont moins faciles à débrouiller : mais, d'une manière générale, tenez-vous en méfiance quand le patient accuse des douleurs lombaires, spontanées ou provoquées par la pression, et des accès de fièvre irréguliers. On a signalé l'odeur urineuse exhalée par ces malades, l'enduit blanc de la langue, et l'impossibilité de percevoir la saveur des aliments. Ayez toujours soin de rechercher quelle est la proportion d'albumine que renferment les urines. Toute urine purulente est en même temps albumineuse; si vous la débarrassez par filtration du muco-pus qui s'y trouve en suspension, la quantité d'albumine qui persistera, due au sérum du pus entraîné à travers le filtre, sera peu considérable; elle sera abondante, au contraire, dans les cas de néphrite parenchymateuse, qui accompagne exceptionnellement les rétrécissements.

Malheureusement il est des individus chez lesquels aucun signe manifeste ne traduit au clinicien l'existence de ce qu'on a appelé *le rein chirurgical* ; et c'est parfois à l'autopsie seulement qu'on trouve dans cet organe la raison de ces calamités imprévues qui suivent de temps à autre les opérations des voies urinaires, même celles qui passent pour les plus inoffensives.

Vous voyez, Messieurs, que de questions délicates soulève cet état muco-purulent des urines dans les cas de rétrécissements de l'urèthre.

Pour en revenir à notre malade, l'absence d'indices pouvant faire croire à l'inflammation des reins, nous fit admettre le diagnostic de catarrhe vésical simple.

Ce que je viens de vous dire fixera, je l'espère, dans vos esprits, le mode d'exploration qu'il faut employer sur un urèthre suspecté de rétrécissement, la valeur des signes physiques qu'on recueille, le mécanisme et l'importance des troubles fonctionnels qui accompagnent cette affection.

Voilà, Messieurs, un petit coin du tableau des infortunes auxquelles une seule blennorrhagie peut condamner un homme. Car, ne l'oubliez pas, c'est le plus souvent à la blennorrhagie, à quelque date qu'elle se perde dans le passé, qu'il faut attribuer les strictures de l'urèthre. Sans doute il a fallu trente ans chez notre malade pour la production des accidents extrêmes qui l'ont forcé à réclamer nos soins, mais vous pouvez suivre pas à pas l'influence fâcheuse de cette uréthrite première, influence qui s'est traduite le long de sa carrière par des rétentions d'urine d'abord passagères, puis l'atrophie d'un testicule et enfin la gêne progressive de l'émission des urines. Il a échappé, comme je vous le raconterai plus tard, à de graves accidents, il se croit guéri; Dieu sait pourtant ce que l'avenir lui réserve!

Lorsque vous serez consultés par des blennorrhagiques, rappelez-vous les faits de ce genre que j'aurai fait passer sous vos yeux; rappelez-vous les accidents variés dont vous aurez été les témoins : ils vous serviront à prophétiser l'avenir à plusieurs. Beaucoup de blennorrhagiques, Messieurs, se soignent mal; beaucoup aussi *sont mal soignés;* cela tient à des causes diverses qu'il serait trop long de vous énumérer ici. Souvent, — rappelez-vous bien ceci, vous comprendrez mieux plus tard la portée de mes paroles, — en acceptant le soin de ces malades, on tient entre ses mains le bonheur ou le malheur de toute une vie! Or, jusqu'au jour où l'action combinée de la morale et de l'hygiène aura amené l'extinction des maladies vénériennes, vous aurez des blennorrhagiques à soigner; et ce jour ne me semble pas encore près de luire!

Un dernier mot sur la pathogénie de l'orchite qui nous a amené ce malade.

Vous savez que le testicule communique avec l'urèthre par un conduit formé de l'épididyme, du canal déférent, auquel se trouve annexé le diverticulum qui a reçu le nom de vésicule séminale, et du canal éjaculateur.

Or, Messieurs, plus que partout ailleurs, l'inflammation trouve dans la constitution des voies génito-urinaires un terrain propice pour suivre une de ses tendances, la tendance à se propager plus ou moins loin du foyer où elle a pris naissance.

Quelle qu'en soit la cause première, que cette inflammation soit ou non virulente, traumatique ou spontanée, pour peu que l'occasion soit propice, elle obéit à cette loi.

J'ai eu l'occasion de vous indiquer tout à l'heure l'extension de la phlegmasie uréthrale vers la vessie et vers les reins. Dans un mémoire, inséré l'an dernier dans les *Archives de Médecine* (1), j'ai rappelé des faits où on l'avait vue envahir le péritoine, et je crois avoir été le premier à signaler sa propagation au tissu cellulaire sous-péritonéal chez l'homme. On l'a même vue gagner la plèvre.

Est-il étonnant, après cela, que, trouvant une voie toute ouverte, elle s'irradie vers le testicule? C'est là un fait des plus communs. On l'observe souvent à la période aiguë ou à la période de déclin de l'uréthrite blennorrhagique, et l'on a donné à cette variété d'orchite le nom d'*orchite blennorrhagique.* L'orchite qui accompagne le rétrécissement se produit suivant la même loi : elle a son point de départ dans la portion de muqueuse uréthrale enflammée qui se trouve à son niveau et derrière lui; et comme, après tout, la stricture en pareil cas est d'origine blennorrhagique, c'est encore de la blennorrhagie que procède indirectement cette inflammation du testicule. Enfin on observe parfois une variété d'orchite consécutive à l'uréthrite chronique, à ce que nous désignons sous le nom de blennorrhée, sans qu'il soit possible de constater le moindre rétrécissement.

Cet accident, heureusement, n'est pas fatal, et bon nombre de rétrécis y échappent : mais nul n'en est à l'abri. Je l'ai vu survenir chez des individus qui prenaient le plus grand soin de leur personne; il se produit d'autres fois par suite d'une cause occasionnelle, telle que l'équitation, une marche forcée, etc. Notre malade, qui est maçon, l'attribue aux fatigues de sa profession; il est quelquefois déterminé par des tentatives chirurgicales faites dans le but soit d'explorer le rétrécissement, soit d'en amener la guérison. Il faut tenir compte non-seulement des causes d'irritations de l'urèthre, mais encore d'un certain *nescio quid*, à quoi nous donnons le nom d'idiosyncrasie, et qui n'est, à tout prendre, ici comme pour bien d'autres affections, qu'une question de terrain, à laquelle nous devons toujours, chirurgiens et médecins, reconnaître la plus grande influence sur le développement des maladies.

Ces diverses variétés d'orchite consécutive s'attaqueraient constam-

(1) *De la péritonite et du phlegmon sous-péritonéal d'origine blennorrhagique*, par le docteur A. Faucon, *Archives générales de Médecine*, octobre et novembre 1877.

ment, si je m'en rapporte à ce que j'ai vu, à l'épididyme. Voilà pourquoi, à l'exemple de notre illustre maître Ricord, bon nombre de chirurgiens contemporains lui donnent le nom d'*épididymite*. Il est acquis, en effet, que c'est dans le tissu cellulaire qui entoure les circonvolutions de ce conduit, plus rarement dans les parois où la cavité même de l'épididyme, que se déposent les produits du processus inflammatoire. Il s'y adjoint, d'ordinaire, comme ce fut le cas chez ce malade, une inflammation de la séreuse vaginale donnant lieu à un exsudat plastique au séro-albumineux : mais ce qui est plus rare, et ce qui a encore été signalé par Ricord, c'est que cette *vaginalite* passe à suppuration. C'est là une terminaison exceptionnelle, mais dont il faut tenir compte puisque le fait actuel en est un exemple.

Quand nous avons examiné ce malade, outre un épididyme considérablement engorgé et douloureux, nous avons trouvé à la partie antérieure du testicule une tumeur fluctuante de la grosseur d'un œuf de poule, flasque, recouverte d'une peau livide, en tout semblable à ces abcès tuberculeux dont j'ai eu déjà l'occasion de vous montrer quelques spécimens.

Cet abcès s'est ouvert spontanément le lendemain de l'entrée du malade, au moment où il sortait du bain; il s'écoula par le petit pertuis du pus séreux et des débris pseudo-membraneux : on aurait pu croire qu'il s'agissait ici d'un écoulement séro-caséeux dû, je vous le répète, à un abcès tuberculeux; mais l'introduction d'un stylet qui se promenait à l'aise dans toute l'étendue de la tunique vaginale nous permit d'affirmer le diagnostic de vaginalite suppurée. La marche ultérieure de l'affection nous démontra la justesse du diagnostic; dès le 21, en effet, l'orifice fistuleux était oblitéré et la guérison de l'abcès resta définitive.

Mais cette épididymite, cette vaginalite suppurée peuvent avoir des conséquences sérieuses, surtout chez un individu qui présente déjà un testicule atrophié, et, selon toute probabilité, ne sécrétant plus de spermatazoïdes. Il peut s'en suivre des troubles fonctionnels graves, et aboutissant à la stérilité. C'est un point sur lequel je crois devoir aussi appeler votre attention; il présente le plus grand intérêt au triple point de vue de la physiologie normale, de la physiologie pathologique et de la médecine légale. Cet homme est menacé de devenir à la fois infécond et impuissant.

Ne croyez pas, Messieurs, que les deux termes que je viens de prononcer soient synonymes. Un homme est infécond ou *stérile*, lorsque son sperme n'est pas apte à produire la fécondation ; il est *impuissant*, lorsque, privé de désirs vénériens, dans l'impossibilité de fournir des érections, il ne peut pratiquer le coït ; la stérilité est donc l'inaptitude à la fécondation, l'impuissance l'inaptitude à la copulation.

La stérilité pure et simple peut être la suite d'une épididymite blennorrhagique double, ou d'une épididymite unique lorsque le testicule du côté opposé n'existe ou ne fonctionne plus. C'est aux recherches de M. Gosselin que l'on doit la connaissance de ces faits. Ce savant professeur a démontré qu'en pareil cas, au niveau des indurations épididymaires qui persistent après la disparition de l'inflammation, il existe souvent une oblitération du canal de l'épididyme qui empêche l'excrétion de la sécrétion testiculaire. Cette sécrétion persiste, et avec elle les désirs et les érections ; mais elle est résorbée sur place, de sorte que le liquide spermatique, formé seulement des produits sécrétés par les vésicules séminales et la prostate, privé de spermatozoïdes, n'a aucun pouvoir fécondant. Ainsi que les oblitérations de l'épididyme qui en sont la cause, la stérilité peut être temporaire ou définitive. Voilà, Messieurs, ce qui vous explique l'importance que j'attache à l'épididymite que nous avons constatée chez ce malade, dont un testicule déjà est atrophié et sans usage.

Mes préoccupations vont plus loin ; il ne serait pas impossible que notre sujet perdît, avec son pouvoir fécondant, ses facultés viriles : le testicule qui lui reste peut s'atrophier comme l'autre, et l'atrophie complète des deux testicules équivaudrait à leur ablation. On a vu cette atrophie se produire à la suite de l'orchite, plus spécialement, il est vrai, après l'orchite glandulaire. Et remarquez que nous avons en outre chez ce malade à redouter les fâcheux effets sur la glande de la vaginalite suppurée. Il est un premier degré d'atrophie, signalé par Curling, qui se montre indépendamment des affections de la glande elle-même, qui est surtout caractérisé par la mollesse et la pâleur du tissu glandulaire ; M. Gosselin a démontré la coïncidence de cette lésion testiculaire avec certaines affections de la tunique vaginale, surtout avec les vaginalites pseudo-membraneuses, ou avec celles qui aboutissent à l'oblitération complète de la séreuse vaginale. Quand cette dernière a été sur toute sa surface, comme dans le fait actuel, le siège d'un travail suppuratif, on est bien exposé à la voir s'oblitérer totalement ; il y a toute chance pour que cette oblitération produise la lésion désignée par M. Gosselin sous le nom d'*anémie testiculaire :* c'est un premier pas vers l'atrophie, et ce qui s'est passé de l'autre côté doit singulièrement nous engager à réserver notre pronostic.

— J'ai appelé dans une de nos dernières conférences, à l'occasion du n° 8 de la salle Saint-Pierre, votre attention sur quelques-uns des symptômes et quelques-unes des complications propres aux rétrécissements de l'urèthre. Je vous parlerai aujourd'hui du traitement de cette affection.

Il comporte beaucoup de méthodes, dont vous trouverez l'énumération et la description dans vos auteurs classiques. Vous ne les verrez pas toutes essayées dans le service; il en est qui répondent à des indications spéciales que les hasards de la clinique ne font pas surgir tous les jours : d'autre part, elles n'ont pas toutes la même valeur pratique, et comme les salles d'un hôpital ne sont pas, ainsi que les laboratoires de physiologie ou de chimie, un théâtre d'expérimentations toujours innocentes, nous ne nous reconnaissons le droit de recourir qu'aux méthodes qui nous paraissent les moins dangereuses et les plus sûres.

La meilleure de toutes serait celle qui nous permettrait de restituer aux parois uréthrales leur structure anatomique et leurs propriétés physiologiques. Il n'en est aucune malheureusement qui réponde à ce *desideratum.* Un rétrécissement uréthral, tel que nous l'avons défini, est une affection incurable en soi; tout ce qu'on peut désirer, c'est de faire disparaître les accidents qu'il entraîne à sa suite.

Rétablir le calibre du canal en faisant courir au malade le moins de chances d'accidents, maintenir ce calibre dans des conditions telles que le fonctionnement régulier de la miction soit désormais assuré, tel est le but à atteindre.

Pour cela, vous me verrez toujours, dans les circonstances analogues à celle où nous nous trouvions, recourir à la *dilatation.*

La dilatation est un procédé qui a pour but d'augmenter *progressivement* le calibre des points rétrécis, en distendant mécaniquement les parois rétractées. Elle diffère de la *divulsion*, qui a pour but de restituer *instantanément* à l'urèthre son calibre normal. L'idéal serait, au moyen de ces deux procédés, d'obtenir l'effet voulu sans déchirure, sans éraillure même de la muqueuse; car ce qui rend surtout dangereuses les opérations pratiquées sur le canal de l'urèthre, ce sont les solutions de continuité de la muqueuse qui permettent l'absorption des principes toxiques de l'urine. Certains procédés de divulsion donnent lieu à d'abondants écoulements de sang, ce qui témoigne d'une déchirure plus ou moins étendue et plus ou moins profonde des parois. D'autres, tel celui de M. Voillemier, ne s'accompagnent d'ordinaire que d'un écoulement sanguin insignifiant; mais la présence seule de quelques gouttes de sang suffit à démontrer qu'il est difficile d'obtenir un élargissement brusque du canal rien que par l'extension du tissu rétréci. On a plus de chances d'y arriver dans les rétrécissements serrés au moyen de la dilatation progressive. C'est la raison qui nous a fait recourir à cette méthode.

Arrivé à ce point, je vais vous donner connaissance des détails les plus importants de l'observation, recueillie jour par jour par M. le Dr V. Faucon, chef de clinique chirurgicale.

9 *décembre*. La bougie nº 5 arrive dans la vessie, on la laisse à demeure. Un grand bain tous les deux jours.

10 — Le malade a retiré pendant la nuit la bougie qui l'incommodait : il est impossible de la faire passer ce matin. On introduit à une profondeur de 13 centimètres un cathéter Béniqué nº 20, en recommandant au malade de la maintenir pendant une heure contre le rétrécissement. Avant de sortir de l'hôpital, j'essaie inutilement de faire pénétrer le nº 5.

11 — Même manœuvre.

12 — Une bougie filiforme pénètre dans la vessie : la bougie nº 5 est introduite à son tour et fixée à demeure.

14 — Le malade a uriné facilement depuis deux jours le long de la bougie; pendant la dernière nuit, ayant éprouvé un peu plus de gêne dans la miction, il a cru devoir retirer la bougie, qui ce matin ne peut plus pénétrer.

16 — On arrive seulement à faire pénétrer dans la vessie une bougie filiforme. On la laisse en permanence.

20-21 — Une bougie nº 5 est introduite et laissée à demeure.

22 — Le malade a de nouveau retiré la bougie à laquelle il attribue les difficultés qu'il éprouve pour uriner. L'urine ne coule que difficilement et goutte à goutte. Bougie filiforme à demeure.

23 — Le malade urine plus facilement. Il est pris d'une bronchite qui nous oblige à suspendre les bains.

Mêmes alternatives jusqu'au 4 janvier où l'on peut prescrire de nouveaux bains.

6 *janvier*. Bougie nº 3 à demeure.

8 — Bougie nº 5 : miction facile et indolente.

10 — Bougie nº 7.

16 — Bougie nº 8.

20 — Bougie nº 9.

22 *janvier*. Le malade a de nouveau retiré la bougie dans la nuit : le n° 5 seul passe.

23 — Bougies n°s 6, 7, 8.

24 — Bougie n° 9.

25 — Je parviens à passer dans la vessie le n° 20 de Béniqué. On le laisse en place pendant une demi-heure ; il a été impossible de faire pénétrer un numéro plus élevé.

26 — Pendant la nuit, le malade gêné pour uriner passe la bougie n° 9 que je laisse à demeure.

27 — Cathéter Béniqué n° 18 passe facilement, reste en place pendant deux heures ; le malade s'introduit pendant la nuit une bougie en gomme n° 9.

29 — Ecoulement uréthral abondant et douleurs vives pour uriner, cathéter Béniqué n° 18, plus de bougies à demeure.

30 — Le n° 5 seul peut aujourd'hui pénétrer dans la vessie. On le laisse en place pendant une heure : douleurs violentes en urinant.

1 *février*. Ce matin on ne peut introduire que des bougies filiformes. Cataplasmes au périnée.

2 — Introduction facile du n° 6. Pendant la journée, accès de fièvre : frisson et claquements de dents pendant un quart d'heure.

3 — Impossibilité d'introduire même une bougie filiforme.

5 — Le malade est parvenu ce matin à faire pénétrer jusque dans la vessie une bougie conductrice de Maisonneuve, qu'on avait mise à sa disposition : l'uréthrotomie interne est décidée.

Vous le voyez, Messieurs, avec une patience à toute épreuve, autorisée par l'absence d'accidents graves, nous avons, du 9 décembre au 5 février, fait des tentatives persévérantes de dilatation.

J'avais pour cela plusieurs raisons. La première est que le malade avait une grande répugnance pour une intervention opératoire, et qu'il m'avait prié de tout essayer avant d'en arriver à ce que je lui avais fait entrevoir comme une *ultima ratio*. La seconde, c'est que la dilatation nous avait donné dans nos salles de remarquables résultats : nous avions pu, grâce à elle, faire uriner et renvoyer dans de bonnes conditions des malades atteints de tumeur urineuse, de phlegmons urineux et de fistules consécutives. La dernière enfin, c'est que nous étions arrivé à nous servir sur ce sujet d'un cathéter Béniqué n° 20, ce qui nous donnait l'espoir légitime de terminer la cure sans recourir à d'autres méthodes.

Je ne vous parlerai pas aujourd'hui des difficultés que nous avons maintes fois éprouvées, ni des divers moyens que nous avons employés pour faire pénétrer les bougies dans l'urèthre de ce malade (1) : ceux d'entre vous qui ont pu observer ces détails retiendront que pour l'introduction des bougies à travers les rétrécissements étroits, ce qu'il faut avant tout, c'est du temps, de la patience et une main légère. Ils retiendront encore que le concours d'un malade intelligent est chose précieuse en pareil cas. Bien souvent, ce fut notre malade lui-même qui, ayant bien examiné comment nous combinions nos tentatives, les répéta et introduisit les instruments.

Ce sur quoi j'insiste dans ce cas, c'est l'impossibilité où nous nous sommes trouvé d'arriver à rétablir par les bougies dilatatrices le calibre normal de l'urèthre.

La *dilatation* est une méthode qu'on peut pratiquer de diverses manières; on peut laisser à demeure les instruments dilatateurs (dilatation permanente ou continue); on peut se borner à leur faire traverser le rétrécissement (dilatation temporaire); on peut enfin, sans recourir à la dilatation permanente, abandonner l'instrument dans le canal pendant un temps variable (dilatation mixte).

Nous avons eu d'abord recours à la dilatation permanente, et c'est ce qu'il faut faire lorsqu'on s'adresse à des coarctations très étroites. Vous n'avez pas à craindre qu'une bougie laissée à demeure fasse obstacle au cours des urines; loin de là, elle favorise la miction, et le rétrécissement se dilate sur elle, pourvu qu'on ait soin de faire prendre de grands bains au malade et de ne pas placer une bougie disproportionnée qui force l'obstacle et l'irrite. C'est bien ce que vous avez pu voir en maintes circonstances où le malade, malgré nos recommandations, enlevait la bougie mise à demeure. Immédiatement les difficultés de la miction s'aggravaient, on perdait une partie du terrain gagné, et nous n'arrivions plus à faire accepter par le canal qu'un instrument de calibre beaucoup moindre.

Dans l'observation présente, où le nombre des portions coarctées était considérable, l'irritabilité du canal s'explique aisément : vous en verrez pourtant des exemples même dans les cas de stricture unique : vous dilatez le canal avec plus ou moins de peine, quelquefois même aussi facilement que vous le feriez d'un tube en caoutchouc, mais vous perdez le bénéfice obtenu et le rétrécissement reprend son étroitesse première aussitôt que vous enlevez l'agent dilatateur : ce sont les

(1) Ces détails ont été élagués de l'extrait que je donne afin de ne pas allonger cet article outre mesure.

resilient coarctation des Anglais. On peut ainsi passer bien du temps, comme vous l'avez vu pour ce malade, consacrer des semaines et des mois à tourner dans un cercle vicieux pour, en fin de compte, toujours revenir au même point.

Ce n'est pas tout encore, Messieurs; le traitement finit par devenir la source d'accidents plus ou moins graves; ces accidents sont nombreux, il n'entre pas dans mon plan de vous les décrire aujourd'hui; chez notre malade, il a amené au bout d'un certain temps une véritable uréthrite traumatique, et à un moment donné il a occasionné un accès de fièvre uréthrale. C'était dans l'espoir d'éviter ces inconvénients qu'à partir du moment où nous avons pu introduire le nº 10, nous avions eu recours à la dilatation temporaire ou plutôt mixte par les cathéters Béniqué.

Enfin il laisse s'aggraver les lésions secondaires lorsqu'il en existe, et chez ce malade il fallait bien tenir compte de l'état de la vessie.

En résumé, le fait actuel vous démontre :

1º Que si la dilatation doit être, à mon avis, la méthode essentielle de traitement des rétrécissements de l'urèthre, il est des cas qui n'en sont pas complètement justiciables, et entre autres, certains rétrécissements anciens, serrés et multiples;

2º Que non-seulement elle peut être impuissante à faire disparaître à elle seule les inconvénients des rétrécissements de l'urèthre, mais qu'elle peut par elle-même produire des accidents qui lui sont propres;

3º Qu'il est alors indiqué ou de la remplacer par d'autres méthodes ou d'y adjoindre le concours de méthodes auxiliaires.

Que voulez-vous, Messieurs, la chirurgie n'est ni une science ni un art mathématique; et le chirurgien qui n'est pas systématique ne dit pas : Je fais toujours ceci ou cela, et pas autre chose : il prend conseil des circonstances, c'est-à-dire des indications.

Voilà ce qui nous a décidé à recourir à l'*uréthrotomie interne.*

C'est une opération qui a pour but de sectionner la partie coarctée de l'urèthre de dedans en dehors, au moyen d'un instrument tranchant introduit dans le canal. Ce n'est, en somme, qu'un procédé de dilatation rapide; mais à l'inverse de la divulsion, il a la prétention de limiter la solution de continuité du canal au strict nécessaire et de ne pas agir à l'aveugle.

Des instruments divers, et la liste en serait longue, permettent d'opérer la section soit d'avant en arrière, soit d'arrière en avant.

Mon intention n'est pas de vous faire l'historique de cette opération ; qu'il vous suffise de savoir qu'elle a été diversement envisagée au point de vue de ses résultats, par les chirurgiens qui l'ont inventée, perfectionnée, recommandée, vulgarisée. Les uns ne l'ont considérée que comme un agent auxiliaire de la dilatation ; d'autres, et je compte parmi eux des maîtres entre les mains desquels j'ai eu la bonne fortune de voir l'uréthrotomie donner d'excellents résultats (Sédillot, M. Perrin), l'ont préconisée comme une méthode susceptible par elle-même d'amener une guérison radicale, en déterminant, entre les lèvres de la solution de continuité qu'elle produit, la formation, non pas d'un tissu inodulaire rétractile, mais d'une muqueuse nouvelle, recouverte d'épithélium, extensible et douée des mêmes propriétés physiologiques que la muqueuse normale de l'urèthre.

Sachez encore qu'il fut un temps où cette méthode, entre les mains de Reybard qui l'a définitivement remise à l'étude, comportait des incisions d'une longueur démesurée (6 à 7 centimètres) et d'une grande profondeur (4 à 5 millimètres), et qu'elle fut alors l'occasion d'accidents graves. Sachez enfin qu'elle ne fut définitivement accessible à tous et acceptée par la plupart que lorsque Maisonneuve, en 1855, facilita l'uréthrotomie d'avant en arrière, en vissant un conducteur cannelé sur une bougie filiforme conductrice, qui traversé préalablement le rétrécissement. Avant cet ingénieux perfectionnement, l'uréthrotomie interne louvoyait, comme l'a très bien dit M. le Dr Rochard, « entre deux écueils, entre les procédés incertains qui attaquent les » rétrécissements d'avant en arrière, et les procédés plus sûrs qui » les sectionnent en sens inverse, mais nécessitent une dilatation » préalable après laquelle l'incision est inutile. »

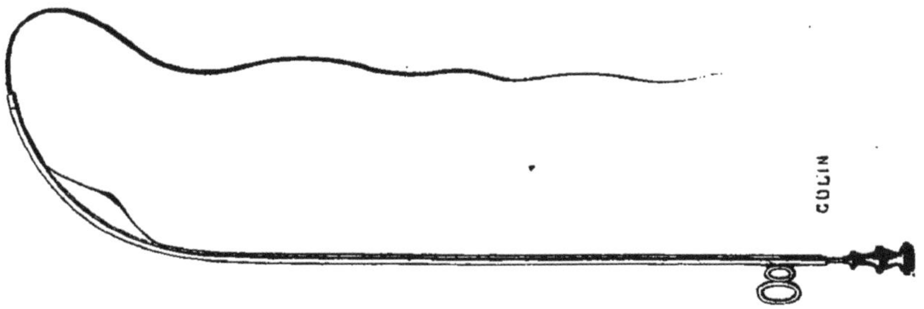

Fig. 21. Uréthrotomie de Maisonneuve.

Nous nous sommes servi de l'instrument de Maisonneuve ; le voici sous vos yeux (fig. 21) avec sa bougie conductrice, à laquelle est vissé un cathéter cannelé courbe, et son mandrin mobile porteur à son extrémité d'une lame triangulaire à sommet aplati mousse pour ne pas blesser le canal, et à bords tranchants destinés à opérer la section des brides, replis, ou saillies qui constituent le rétrécissement.

J'ai vu à Strasbourg, au temps où je faisais mes études dans l'ancienne et regrettée Faculté française, mon vénéré maître, M. Sédillot, employer avec le plus grand succès un uréthrotome qui porte son nom, et différant de celui de Maisonneuve en ce que le cathéter est droit et la lame recouverte par une gaîne mousse dont elle se dégage lorsqu'on est arrivé au niveau du rétrécissement. Cet uréthrotome me semble, pour des mains novices, d'un maniement moins facile que celui de Maisonneuve.

Je vous ai exposé, en pratiquant l'opération, les divers temps dont elle se compose, je n'y reviendrai pas; laissez-moi seulement vous signaler, à ce sujet, quelques points de détail véritablement importants.

Avant d'introduire mon cathéter, j'ai conseillé au malade de vider le plus possible sa vessie. Cette recommandation avait pour but de nous mettre à même d'opérer à sec, car les observations de MM. Sédillot et Gosselin tendent à prouver que le contact de l'urine avec la plaie de l'uréthrotomie peut être dangereux. Malheureusement la miction était difficile; la vessie ne pouvait que très incomplètement se vider, et j'ai constaté que l'urine s'écoulait le long de la cannelure du cathéter, quand ce dernier eut pénétré dans le réservoir. Fallait-il remettre l'opération à un autre jour? Pressé par le malade, et non certain, d'autre part, de ne pas me buter au même obstacle lors d'une prochaine tentative, je passai outre, ayant vu aux Invalides des opérés de M. Perrin ne pas souffrir de cet inconvénient. Pourtant, je vous recommande, lorsque la chose est possible, de vider préalablement la vessie par l'introduction d'une petite sonde.

L'opération ne présenta rien de spécial; je pus seulement sentir, en engageant et en retirant la lame, des soubresauts multiples qui m'indiquaient la section de rétrécissements nombreux. Il ne s'écoula que quelques gouttes de sang après l'opération. Je fixai ensuite à la bougie conductrice, au lieu et place du cathéter, une tige métallique que j'enfonçai profondément dans l'urèthre et qui me servit à faire pénétrer dans la vessie, et cela avec la plus grande facilité, une sonde en gomme n° 18, percée aux deux bouts. Comme il ne sortait pas d'urine, je fis une injection qui me permit de constater que la sonde était bien arrivée dans la vessie : je la fixai alors à demeure, et, après avoir fait placer un urinal en permanence, je munis l'opéré d'un fausset en lui recommandant de le placer le soir et de le retirer la nuit, lorsqu'il sentirait des envies d'uriner.

Dans ma pensée, la sonde devait empêcher, dans la mesure du possible, le contact de la plaie par l'urine, en permettant dans le cours de la journée l'écoulement constant de ce liquide; et le fausset placé après 12 heures avait pour but, ainsi que le recommande M. Gosselin, de distendre la vessie et d'éviter que la muqueuse vésicale, en appuyant contre le bout postérieur de la sonde, s'ulcère et devienne apte à l'absorption urineuse. J'espérais ainsi empêcher les accidents fébriles qui surviennent trop souvent à la suite de l'uréthrotomie interne et qui sont attribués par MM. Sédillot et Gosselin au passage de l'urine sur la plaie de l'opération.

Mes prévisions, je dois le dire, ne se réalisèrent pas. Une heure environ après l'uréthrotomie, notre opéré fut pris d'un frisson intense accompagné de tremblement général et de claquements de dents, frisson qui dura près d'une heure, fut suivi d'un accès de fièvre et se répéta le lendemain matin avant la visite. A la seconde fois, il fut moins prononcé et ne dura qu'une dizaine de minutes. Mais enfin, l'accès de fièvre urineuse ne fut pas évité.

Voici les résultats fournis par l'exploration thermométrique et celle du pouls :

Date	Temp.	Pouls	
5 *février*.	T. M. 37° 2.	P. 75	avant l'opération.
	T. V. 40° 1.	P. 112	après l'opération.
6 —	T. M. 38° 2.	P. 100	
	T. V. 39° 8.	P. 108	
7 —	T. M. 37° 6.	P. 84	
	T. V. 38°	P. 96	
8 —	T. M. 37° 2.	P. 80	
	T. V. 37° 4.	P. 82	
9 —	T. M. 37°	P. 70	
	T. V. 37° 2.	P. 70	

Ainsi que vous le voyez, l'orage ne fut pas de longue durée : au bout de 48 heures, les accidents fébriles étaient apaisés. Localement nous eûmes à constater un peu d'œdème de la verge, de la rougeur et quelques phlyctènes du gland au niveau du méat qui avait dû être débridé par l'uréthrotome. Dès le 8, tout était rentré dans l'ordre.

Nous pourrions accuser de ces accidents, l'écoulement de l'urine qui s'est produit au moment de l'introduction du cathéter; mais, ainsi que je l'appris lors de ma visite du soir, l'opéré, qui a prétendu m'avoir mal compris, avait immédiatement bouché la sonde avec le fausset; je soupçonne que la présence de l'urinal l'incommodait : vous verrez souvent les malades des hôpitaux peu soucieux d'exécuter des prescriptions dont ils méconnaissent l'importance; et il a pu se faire que la vessie, irritée par la présence de la sonde, se soit contractée et ait lancé un flot d'urine sur la plaie. Aussi, désormais je prendrai pour règle de laisser débouchée la sonde que je place pendant les deux premiers jours.

Pour vous donner une idée à peu près complète de la question sur ce point, je dois vous dire que mon maître, M. Perrin, se refuse à attacher à l'établissement d'une sonde à demeure la même importance que les éminents chirurgiens que je vous ai cités; il laisse ses opérés uriner librement, et je dois reconnaître que sa pratique était aussi heureuse que celle de ses collègues.

Un dernier mot sur le traitement consécutif des rétrécissements qui ont subi l'uréthrotomie interne.

On a dit que cette opération guérit radicalement les strictures uréthrales, et j'ai tout à l'heure fait allusion aux pièces de MM. Sédillot et Perrin, qui seraient de nature à faire admettre l'existence d'une muqueuse de nouvelle formation dans l'aire de la plaie chirurgicale. Mais si vous vous en rapportez aux renseignements fournis par la clinique, ils vous apprennent que les strictures uréthrales guéries par cette méthode, ne sont pas plus à l'abri de récidives que celles qui ont été l'objet d'autres traitements; le fait est certain. Ce qu'il s'agirait de déterminer, c'est la proportion des récidives et le plus ou moins de durée du bénéfice obtenu, lorsqu'on abandonne les malades à eux-mêmes. Je suis de ceux qui croient que l'uréthrotomie interne, sans donner une guérison définitive, offre au malade un *modus vivendi* qui assure la miction et empêche le rétrécissement d'abréger l'existence, mais à une condition, c'est qu'on continuera plus tard à lutter par l'emploi des instruments dilatants contre la tendance rétractile de la coarctation, et que longtemps encore, avec une persévérance opiniâtre, on essaiera d'obtenir l'atrophie du tissu fibreux par la dilatation consécutive. C'est pour obéir à cette conviction que vous m'avez vu, à la visite de ce jour (12 mars), recourir à l'emploi des cathéters Béniqué.

Le malade est sans fièvre, il ne sort plus par le canal qu'un suintement insignifiant, il urine largement et sans souffrance; l'exploration de l'urèthre à l'extérieur ne provoque aucune douleur; il a hâte de sortir de l'hôpital après ce long traitement. Je ne crois pas devoir différer l'emploi de la dilatation consécutive. Nous avons pu, dans cette première séance, introduire avec facilité sans faire saigner le canal et sans douleur pour le malade, une série de Béniqué du n° 32 au n° 37. Quand nous serons arrivé au n° 40, nous renverrons l'opéré en lui recommandant de continuer à se sonder lui-même. On n'est pas absolument fixé sur le moment où l'on peut sans danger commencer cette dilatation consécutive. M. Gosselin croit que, dès le huitième ou le dixième jour, la cicatrice est assez avancée pour supporter, sans déchirure nouvelle, le passage de l'instrument; d'autres attendent plus longtemps; M. Caudmont, trente jours; M. Guyon, vingt. En raison des bonnes conditions du canal, nous débutons ici le septième jour : tenez cela pour une limite minima qu'il ne faudrait pas dépasser.

Nota. Tout alla bien les trois premiers jours; le 13, nous introduisons les cathéters du n° 34 au n° 38; le 14, du n° 35 au n° 39.

Le 15, je ne pus faire pénétrer que le n° 29; le malade poussait des cris, il éprouvait une douleur intense. Je suspendis le cathétérisme et prescrivis des bains et des cataplasmes. Dès le 18, il accuse de la sensibilité spontanée au périnée; le 19, il se trouve mal dans le bain, et nous constatons en arrière des bourses une tuméfaction peu volumineuse, occupant la partie moyenne et empiétant un peu à gauche; la miction reste facile.

Le 20, la tumeur a augmenté de volume, le scrotum est œdématié, et je perçois confusément de la fluctuation profonde. Je ne crois pas devoir attendre, et, le malade transporté à la salle d'opération, je pratique le débridement de ce phlegmon périnéal. Au moyen d'une incision de trois centimètres faite sur la ligne médiane, j'arrive sur l'aponévrose superficielle, et en explorant la plaie avec le doigt, je trouve à la partie antérieure un point manifestement fluctuant dont l'ouverture donne issue à environ trente grammes de pus bien lié. Je fais uriner le malade immédiatement après, et ne constate pas le passage de l'urine par la plaie. Un tube à drainage est introduit dans le foyer et remonte assez profondément derrière les bourses. Le malade est immédiatement soulagé, et dès le 2 mars la plaie est cicatrisée.

A dater de ce jour, nous reprenons la dilatation, et nous donnons, le 14 mars, son *exeat* à l'opéré muni d'une sonde en étain n° 20 de la filière Charrière.

Nous l'avons revu cette année (février 1879), à l'occasion d'accidents produits par une hernie inguinale. Il s'est sondé pendant deux mois tous les deux jours, puis deux fois par semaine; actuellement il introduit la sonde une seule fois par semaine, et nous avons pu constater qu'elle joue librement dans le canal. Le testicule droit n'est pas atrophié, l'induration épididymaire persiste, le malade a conservé ses facultés viriles et la miction s'opère avec la plus grande facilité.

XIII

Hypertrophie sus et sous-vaginale du col de l'utérus ; — procidence de la matrice ; — ablation du col au moyen du thermo-cautère ; — guérison.

Messieurs,

La femme qui est couchée au n° 17 de la salle Saint-Augustin, et que nous allons opérer tout à l'heure, est entrée dans le service pour ce qu'elle appelle une chute de la matrice. Elle est âgée de 32 ans et mariée depuis onze ans ; elle nous dit être accouchée cinq fois, quatre fois à terme et la dernière au septième mois. Tous ses enfants se seraient présentés par les pieds et seraient morts au passage par suite de difficultés d'extraction de la tête.

Cette malade fait remonter le début des accidents à son premier accouchement qui eut lieu au mois d'octobre, et c'est dans l'été qui suivit qu'elle se serait aperçue de la présence de la matrice à la vulve.

Voici ce que nous constatons à l'examen des organes génitaux. Entre les lèvres de la vulve, démesurément aggrandie par des déchirures dues aux accouchements antérieurs (le périnée est réduit à une petite bande charnue), pend une tumeur convexe formée, dans ses deux tiers supérieurs, par le prolapsus de la paroi antérieure du vagin qui recouvre la vessie, et dans son tiers inférieur par une portion bilobée ; les deux segments de cette dernière portion, situés l'un en avant de l'autre, se réunissent à une hauteur variable pour chaque côté, plus bas à droite qu'à gauche, et vont aboutir à un sillon transversal irrégulier, au milieu duquel on trouve un orifice circulaire pouvant admettre un instrument du volume de l'hystéromètre. Le lobe antérieur, qui est également latéral droit, présente 5 centimètres de longueur de son extrémité inférieure à l'orifice sus-indiqué ; le postérieur, en même temps latéral gauche, 3 centimètres 1/2. Ils ne se dirigent pas verticalement en bas, mais ils divergent et s'écartent l'un de l'autre d'autant plus qu'on s'éloigne de leur point de jonction. Ce sont les deux lèvres du col utérin considérablement allongées. Leur surface externe est lisse; leur surface interne est divisée en un certain nombre de lobes par des fissures, des rigoles plus ou moins profondes convergeant toutes vers l'orifice du col : la consistance de ces deux tumeurs ne semble pas différer de la consistance normale du col utérin. On trouve à la face externe de la lèvre antérieure une ulcération ovalaire, superficielle, à fond grisâtre, de 2 centimètres de longueur sur 1 centimètre de largeur. La paroi antérieure du vagin est renversée et attirée au dehors avec le col; elle s'insère sur la lèvre antérieure obliquement de bas en haut et d'avant en arrière; et cette insertion se trouve située à 2 centimètres seulement du bord inférieur de cette lèvre, à 1 centimètre de ses bords latéraux. Il n'y a plus de cul-de-sac antérieur; une sonde d'homme introduite dans la vessie montre que cet organe est attiré avec le col utérin et indique exactement jusqu'où il descend au-dessus de l'insertion vaginale; sur la lèvre postérieure la paroi vaginale s'insère au même niveau que sur l'antérieure; mais en arrière persiste un petit cul-de-sac dans lequel on peut introduire les deux dernières phalanges de l'index.

L'hystéromètre pénètre facilement dans la matrice jusqu'à une profondeur de 10 centimètres, mesurée à partir de l'orifice du col.

La menstruation est régulière et normale; cette femme n'accuse, comme motifs qui l'ont déterminée à recourir à notre intervention, que deux choses : une grande difficulté dans l'émission des urines, et l'impossibilité de rester longtemps debout pour vaquer à ses occupations.

Lorsqu'elle veut uriner, elle est obligée de faire effort, ce qui augmente le prolapsus; elle est également forcée de comprimer la paroi antérieure de la tumeur avec la main; mais il lui est impossible de vider complètement la vessie, le besoin persiste le plus souvent après la miction, et, si elle se baisse, l'urine sort malgré elle. La défécation est facile.

Elle ne peut se livrer à aucun travail fatigant; les occupations même de son petit ménage lui sont pénibles, en raison des tiraillements qu'elle ressent dans les reins et à l'hypogastre : elle est continuellement, nous dit-elle, obligée de s'asseoir, et chaque jour elle aspire après l'heure qui lui permettra de se coucher.

Telle est, en résumé, l'histoire de notre malade. Quelle est cette affection? La chirurgie peut-elle y porter remède?

La première idée qui vient à l'esprit lorsqu'on aperçoit le museau de tanche à la vulve, est celle d'un déplacement de l'utérus de haut en bas. Il peut arriver, en effet, que par des influences diverses, et spécialement par suite de la rupture ou de l'allongement de ses ligaments suspenseurs, la matrice se rapproche de l'orifice vulvaire. C'est ainsi qu'on envisageait la chose jusque dans ces dernières années, et l'on admettait trois degrés dans cette affection, selon que la portion vaginale du col se rapproche plus ou moins, mais sans faire saillie à l'extérieur, du plancher périnéal (*abaissement* ou *prolapsus*), ou qu'il apparaît à la vulve (*descente* ou *procidence*), ou enfin que la matrice elle-même sort hors de la vulve et parfois vient pendre entre les cuisses (*chute* ou *précipitation*).

Ces faits existent assurément, mais ils ne sont pas les plus communs. C'est à Huguier qu'on doit de savoir que la plupart du temps ce qu'on prend pour une chute de matrice n'est autre chose que l'allongement hypertrophique de sa portion inférieure, celle à laquelle on a donné le nom de *col*. Comme le col se trouve composé de deux parties, l'une intra et l'autre sus-vaginale, cet allongement peut porter sur l'un ou l'autre de ses segments, quelquefois même sur les deux à la fois, déterminant ainsi dans le premier cas l'hypertrophie *sus-vaginale*, dans le second l'hypertrophie *sous-vaginale*, dans le troisième l'hypertrophie *totale* du col utérin.

Cette hypertrophie, vous pouvez la constater chez notre malade; je vous ai indiqué tout à l'heure les mensurations que nous avons prises et qui témoignent d'une augmentation considérable de la portion sous-vaginale. Elle porte inégalement sur les deux lèvres du museau de tanche, et, selon la règle, c'est ici l'antérieure qui a subi le plus grand développement. J'appelle votre attention sur la conformation particulière de ces lèvres, qui circonscrivent un entonnoir irrégulier dont le sommet va aboutir à l'orifice externe de la cavité cervicale, orifice dont je vous ai également donné les dimensions et la situation facilement accessible à la vue : je reviendrai tout à l'heure sur ces particularités. Cette disposition spéciale nous permet d'explorer la muqueuse de la face interne des lèvres avec autant de facilité que celle de leur face externe; nous n'avons constaté ni hypertrophie des glandes mucipares, ni végétations fongueuses et saignantes : la muqueuse paraît saine, et l'affection semble devoir être exclusivement rattachée à l'hyperplasie des éléments du parenchyme du col.

Ce n'est pas tout, Messieurs; vous m'avez vu pratiquer le cathétérisme utérin, au moyen de l'hystéromètre d'Huguier, et nous avons pu sans difficulté pénétrer dans la cavité utérine jusqu'à une profondeur de 10 centimètres. La mensuration de la cavité utérine (*hystérométrie*) est un moyen de diagnostic qui a été appliqué par Huguier à l'étude des affections utérines, et le renseignement qu'il nous a fourni pour le cas présent est précieux. A l'état normal, l'hystéromètre s'engage sur une longueur de 6 à 7 centimètres; mais lorsque la portion sus-vaginale du col est allongée, il pénètre à une profondeur de 9, 10, 12, 15, et même dans des cas très rares 20 centimètres. Vous comprenez ainsi l'utilité de cet instrument explorateur : c'est grâce à lui qu'Huguier a établi la différence qui existe entre la chute proprement dite de l'utérus et l'allongement hypertrophique du col.

Il nous a donc été facile, grâce aux signes objectifs que je viens de vous décrire, de déterminer la nature de l'affection pour laquelle cette femme est venue nous consulter. Elle est atteinte d'hypertrophie du col utérin; et cette hypertrophie ne porte pas seulement sur la portion sous-vaginale que l'œil peut facilement atteindre, mais encore sur la portion sus-vaginale. L'apparition du col utérin à la vulve n'est donc pas, à proprement parler, le fait d'une descente de matrice; alors même que le corps de la matrice resterait dans sa position normale, l'élongation hypertrophique suffirait à expliquer le fait. Je ne dois pourtant pas, Messieurs, pousser les choses à l'extrême, et je ne voudrais pas affirmer que, tiraillés par le poids de ce tissu de nouvelle formation, les ligaments suspenseurs de l'utérus ne se soient allongés et n'aient permis un certain abaissement concomitant de la totalité de la matrice.

Quant aux symptômes subjectifs, ils s'expliquent aisément.

Les douleurs que cette malade éprouve à la région lombo-sacrée, surtout dans la station verticale, sont dues au tiraillement des ligaments utéro-sacrés, c'est-à-dire des replis falciformes qui naissent de la face postérieure du col utérin pour aller, en contournant les parties latérales du rectum, s'insérer aux vertèbres sacrées. Ce sont ces ligaments qui opposent la plus grande résistance à l'abaissement du col de l'utérus, et comme ils renferment des nerfs, dans toutes les circonstances où ils seront soumis à des tractions, vous verrez les femmes se plaindre de douleurs lombaires.

On se rend compte avec la même facilité des troubles de la miction.

Je vous ai dit que la partie supérieure de la tumeur, qui fait hernie à travers la vulve, est constituée, en partie, par la muqueuse vaginale renversée sur elle-même et invaginée en avant dans toute son étendue. Mais derrière cette muqueuse on ne tombe pas directement sur le tissu utérin; lorsque la malade est restée quelque temps sans uriner, on constate une tumeur molle et fluctuante constituée par la vessie. Je vous ai montré à cette occasion que, si l'on veut en pareil cas pratiquer le cathétérisme vésical, il faut, en raison de la déviation du canal de l'urèthre, diriger la sonde obliquement en bas et en arrière, et je vous ai fait voir combien il était facile de pénétrer dans le réservoir avec une sonde d'homme à grande courbure, lorsqu'on prend soin de l'introduire la convexité dirigée en bas. Il résulte de ces manœuvres exploratrices que dans les abaissements dus à l'allongement hypertrophique du col utérin, la vessie se trouve entraînée par ce dernier organe, et vient former une véritable cystocèle, qui détermine le plus souvent des troubles dans l'émission des urines. Je vous ai indiqué ceux dont se plaignait la malade; qu'y a-t-il d'étonnant à cela, quand on songe aux conditions nouvelles dans lesquelles fonctionne le réservoir urinaire? Il doit lutter contre l'influence de la pesanteur et expulser l'urine de bas en haut; il se trouve distendu, tiraillé, gêné dans ses contractions; il a perdu le concours des parois abdominales, et ce concours lui est tellement utile qu'instinctivement cette malade le remplace par des pressions faites avec la main sur la face antérieure de la tumeur. La gêne peut aller jusqu'à la *rétention d'urine* complète; nous avons eu, il y a quelques mois, dans cette salle, une femme qui était entrée à l'hôpital pour un prolapsus semblable, momentanément irréductible par suite d'une tuméfaction congestive considérable de l'utérus, et accompagné de rétention d'urine complète : nous avons dû la sonder pendant plusieurs jours.

L'absence de troubles fonctionnels du côté du rectum est commune; elle a été à juste titre attribuée par Huguier, pour ces cas, à ce que le rectum n'est uni à la matrice que par des liens indirects, qu'il n'affecte avec elle que des relations de contiguité, et qu'il n'est pas nécessairement entraîné avec elle. Vous avez pu voir, du reste, que la paroi postérieure du vagin n'est pas en prolapsus comme l'antérieure puisque le cul-de-sac vaginal postérieur existe encore.

Me sera-t-il possible de vous indiquer la cause et le mode de développement de cette hypertrophie totale du col de l'utérus?

C'est la partie de son histoire qui est encore la moins avancée. Nous savons que cette affection peut être congénitale, qu'elle est le plus souvent acquise. Nous savons encore qu'on l'observe d'ordinaire chez les multipares et à la suite d'accouchements laborieux : ce sont précisément les conditions dans lesquelles se trouve notre malade. Mais je crois que nous nous exposerions à l'erreur si, pour le cas actuel, nous nous bornions à envisager la question étiologique d'une manière superficielle. Rappelez-vous que cette femme fait remonter à son premier accouchement le début de son malaise; c'est au bout de cinq ou six mois qu'elle a senti le col à la vulve; nous ne pouvons donc pas accuser les couches multiples. On ne sait pas encore au juste à quoi est due cette hypertrophie circonscrite au col de l'utérus et indépendante, ainsi que l'ont démontré les autopsies, de toute modification du corps.

Il arrive parfois que dans les cas d'hypertrophie sus et sous-vaginale, les rapports sexuels entre époux sont douloureux et même impossibles; ou bien s'ils peuvent se faire, la femme reste stérile. Les difficultés du coït s'expliquent aisément, il me suffit de vous les signaler; quant à la stérilité, elle est fréquente dans l'hypertrophie totale, et Huguier, sans nier absolument la possibilité de la conception dans ces cas, ne l'avait jamais observée. Une des raisons de l'agénésie se trouve dans la conformation de la portion intra-vaginale. Tantôt le col affecte la forme d'un cône qui offre au pénis une surface déclive sur laquelle cette organe glisse fatalement et va ainsi déposer la liqueur séminale bien loin de l'orifice utérin; dans d'autres cas, une des lèvres, seule hypertrophiée ou du moins beaucoup plus hypertrophiée que l'autre, masque, dévie ou oblitère l'orifice. Chez notre malade, la facilité des rapports conjugaux et la multiplicité des conceptions s'expliquent par la forme et la disposition des lèvres hypertrophiées qui, en se réunissant, forment une sorte de conduit très apte à recevoir l'extrémité du pénis et aboutissant à l'orifice utérin.

Une dernière remarque pour ce qui a trait à l'influence de cette affection utérine sur le fonctionnement de l'organe. Cette femme nous a affirmé, elle nous a plusieurs fois répété que ses cinq accouchements avaient été marqués par des présentations de l'extrémité pelvienne : elle n'a aucun intérêt à nous tromper sur ce point et ne paraît pas en avoir l'intention. Cette constance de la même présentation du fœtus, coïncidant avec une hypertrophie sus-vaginale du col utérin, me paraît intéressante à noter. J'ignore quel était l'état de la matrice au premier accouchement, mais il y a des présomptions légitimes que l'hypertrophie existait pour les quatre autres, et comme les conditions qui déterminent la présentation de l'extrémité pelvienne sont très incomplètement connues dans l'état actuel de la science, il m'a semblé utile de signaler ce fait à votre attention, et de vous engager à étudier la chose à l'occasion.

Arrivons maintenant aux indications du traitement. Cette malade nous demande de la débarrasser de la présence à la vulve d'une tumeur qui s'accroît tous les ans et l'empêche de vaquer même à ses occupations de ménage : triste situation pour une femme du peuple! La chirurgie nous offre-t-elle les moyens de lui être utile?

La première question à résoudre pour cela, c'est celle de la réductibilité ou de l'irréductibilité du prolapsus : il est de ces prolapsus utérins qu'il est facile de réduire, d'autres qui sont momentanément irréductibles par suite d'une congestion pathologique ou physiologique de l'utérus, comme nous l'avons vu chez cette femme du service à laquelle je faisais allusion tout à l'heure, d'autres enfin qu'il est impossible de réduire. C'est un cas de cette dernière variété qui se présente aujourd'hui à notre observation. Vous avez vu que la rentrée de la tumeur a paru d'abord s'effectuer très facilement, mais il m'a été impossible de refouler tout le museau de tanche dans le vagin. Mes tentatives occasionnaient dans le bas-ventre et dans les reins des douleurs telles que la malade me suppliait de les cesser. C'est qu'en effet, Messieurs, lorsque l'utérus a acquis une longueur disproportionnée, pour qu'il soit possible de le réintégrer au-dessus de l'anneau vulvaire, il faut qu'il se fléchisse; lorsque la flexion ne se produit pas ou se trouve insuffisante, à un moment donné, l'extrémité supérieure du vagin, la vessie, les ligaments utéro-sacrés sont tiraillés; la femme souffre, elle pousse des cris, et force est parfois au chirurgien de renoncer à ses tentatives. Il nous était donc impossible dans ce cas de nous servir, pour contenir le prolapsus, de supports introduits dans le vagin et désignés sous le nom de *pessaires*.

Nous aurions pu songer à maintenir l'utérus, après l'avoir réduit dans la mesure du possible, au moyen de supports extérieurs et en particulier d'un *coussin périnéal* appliqué contre la vulve et maintenu par des courroies qui le rattacheraient à une ceinture abdominale. Mais nous nous exposerions à des froissements, à des contusions, à l'inflammation des lèvres hypertrophiées dont l'une se trouve déjà ulcérée.

Voilà pourquoi nous nous décidons à pratiquer l'extirpation de la portion sous-vaginale. Il est des cas où l'affection peut être améliorée sans opération, c'est lorsqu'elle n'existe qu'à un faible degré. Vous pouvez espérer alors, en y mettant le temps nécessaire, — et ce temps est toujours très long — voir l'hypertrophie diminuer sous l'influence du repos prolongé *au lit*, de l'élévation du bassin, et de l'emploi des résolutifs *intus* et *extrà*, iodure de potassium, seigle ergoté, purgatifs à l'intérieur, teinture d'iode, vésicatoires sur le bas-ventre, applications du fer rouge sur le col, etc., etc. ; ces moyens ne sauraient être suivis de succès chez les malades affectées d'une élongation hypertrophique aussi prononcée et aussi ancienne que chez le sujet de cette observation. Ceci dit, Messieurs, l'opération est-elle nettement indiquée ? Que de fois le chirurgien consciencieux n'est-il pas appelé à se poser cette question ! vous le verrez plus tard lorsque vous serez vous-mêmes responsables de la santé et de la vie des malades confiés à vos soins, que de débats intimes, délicats, parfois contradictoires, s'élèvent à l'insu de tous dans la conscience de l'opérateur ! Et vous ne vous étonnerez plus alors des soins minutieux que nous apportons dans l'examen de l'état local et constitutionnel de ceux que nous devons opérer, de ces recherches qui peuvent paraître excessives, mais que nous considérons comme nécessaires. Il y a des opérations d'urgence, pour lesquelles toute temporisation serait une faute : ce n'est pas le cas ici. L'affection que porte notre malade peut altérer à la longue sa santé, elle lui rend la vie pénible, mais elle ne compromet pas directement l'existence. D'autre part, l'opération que nous lui avons proposée présente des dangers, on l'a vue parfois entraîner la mort. Malgré cela, nous la pratiquerons sans hésitation, non comme une opération de complaisance, mais comme une opération utile et autorisée. Nous la croyons indiquée par la situation misérable à laquelle cette femme est réduite, et parce qu'il nous paraît impossible que l'affection se guérisse spontanément ou sous l'influence de moyens plus bénins. Vous m'avez vu rechercher avec soin s'il n'existait pas d'inflammation utérine ou péri-utérine ; ces recherches s'imposent, Messieurs, retenez bien ceci, à tout chirurgien qui se dispose à pratiquer n'importe quelle opération sur le col de l'utérus, ne fut-ce qu'une simple cautérisation au fer rouge. Si vous aviez le malheur d'intervenir sans avoir recherché ou après avoir méconnu une phlegmasie préexistante, vous vous exposeriez à provoquer des accidents graves de métrite, de phlegmon péri-utérin, de péritonite, et même la mort de l'opérée.

La question des indications et contre-indications résolue, il nous restait à faire choix du procédé opératoire. Comme nous opérons ici à ciel ouvert, le museau de tanche se trouvant à la vulve, nous n'avons pas à tenir compte des difficultés inhérentes à l'ablation du col, lorsqu'on la pratique au fond du vagin. Nous devons choisir la méthode qui nous mettra le mieux à l'abri des accidents immédiats et des complications ultérieures, c'est-à-dire de l'hémorragie primitive ou consécutive, et des accidents inflammatoires qui sont le plus souvent d'origine septicémique : phlébite, érysipèle, métrite, péritonite, etc... Il est aujourd'hui admis par la majorité des chirurgiens que, de tous les moyens de *diérèse*, c'est l'instrument tranchant qui prédispose le plus aux accidents que je viens de vous signaler. Cela ne saurait vous étonner, puisque le bistouri et même les ciseaux pratiquent une section nette des vaisseaux dont la lumière reste béante à la surface des plaies. Aussi l'une des préoccupations les plus ardentes de la chirurgie contemporaine est de remplacer l'instrument tranchant par des moyens de diérèse qui assurent plus certainement l'hémostase et entravent le plus possible l'absorption à la surface des plaies. Pour le cas particulier, on tend à renoncer à la pratique de Lisfranc, qui se servait du bistouri ou des ciseaux pour amputer le col utérin; on a surtout recours aujourd'hui à l'anse galvano-caustique et à l'écraseur linéaire de Chassaignac.

Ce n'est pas, Messieurs, qu'avec ces procédés on soit absolument à l'abri de tout accident. J'ai vu périr d'hémorragie consécutive une malade opérée au moyen de l'anse galvano-caustique par un des chirurgiens les plus expérimentés dans l'emploi de cet instrument. J'ai eu moi-même un cas d'érysipèle, qui heureusement ne fut pas mortel, à la suite d'une amputation du col utérin pratiquée au moyen de l'écraseur de Chassaignac ; mais enfin on diminue considérablement les chances d'accidents et par suite de mortalité.

En raison de la direction oblique des insertions vaginales sur les lèvres du col, l'action de l'écraseur et de l'anse galvano-caustique serait un peu difficile à diriger : aussi nous profiterons de l'occasion qui nous est offerte pour pratiquer cette amputation du col de la matrice au moyen du thermo-cautère de Paquelin. C'est un instrument dont l'emploi est actuellement à l'étude; et pour ma part je lui trouve deux grands avantages : le premier, d'être aussi maniable que le bistouri; avec lui l'œil et la main du chirurgien restent les maîtres de la délimitation du terrain opératoire ; le second, de pouvoir à volonté produire les effets divers du cautère actuel si bien étudiés par Bouchacourt. Ce qui importe ici, c'est d'obtenir la crispation, le recroquevillement des parois vasculaires intéressées : pour atteindre ce but, nous aurons soin de tenir constamment l'instrument au rouge sombre.

Je vous fais observer en terminant que nous avons attendu, pour pratiquer cette opération, que l'écoulement menstruel ait cessé depuis huit jours, afin d'agir sur un utérus aussi peu congestionné que possible, et de nous trouver dans les meilleures conditions pour éviter toute espèce de réaction inflammatoire.

Lorsque nous aurons débarrassé cette malade de la portion du col qui empêche la réduction du prolapsus, nous pourrons juger des moyens propres à maintenir cette réduction.

Nota. — L'opération qui fut remise au 3 août par suite d'une indisposition subite de la malade, fut pratiquée au moyen du thermo-cautère. J'enlevai les lèvres hypertrophiées à quelques millimètres des insertions du vagin et en ménageant l'orifice utérin; le segment antérieur avait une longueur de quatre centimètres, le postérieur mesurait deux centimètres et demi; il ne s'écoula pas une goutte de sang. L'utérus rentra de lui-même après l'opération.

Le pansement consista dans l'application d'un petit tampon d'ouate trempée dans une solution d'eau alcoolisée et phéniquée au 2/100e.

Un peu de ténesme vésical pendant les deux premiers jours et de vaginite légère produite par l'alcool phéniqué furent les seuls petits inconvénients observés. La suppuration fut très peu abondante.

Les règles revinrent le 13 août et durèrent trois jours. Le 23, la plaie était cicatrisée. La malade étant debout et ayant marché plus d'une heure, on n'aperçoit plus à la vulve le col utérin ; la paroi antérieure du vagin se montre seule. Elle sort le 26 avec un pessaire de Borgniet.

Je l'ai retrouvée cette année (février 1879) à la consultation de l'hôpital : avec son pessaire elle peut vaquer à ses occupations. Je lui ai proposé une cure radicale, en cloisonnant le vagin par le procédé de M. le professeur L. Lefort; elle avait paru accepter, mais je ne l'ai plus revue.

Voici les relevés du thermomètre et du pouls pour les jours qui ont suivi l'opération :

1878, 3 *août*. T. V. 37° P. 70.
4 — T. M. 36° 8 P. 70.
T. V. 37° P. 74.
5 — T. M. 36° 6 P. 70.
T. V. 37° 2 P. 78.
6 — T. M. 36° 6 P. 72.
T. V. 37° P. 76.
7 — T. M. 36° 9 P. 74.
T. V. 37° 2 P. 76.
8 — T. M. 36° 8 P. 72.
T. V. 37° P. 70.
9 — T. M. 36° 6 P. 70
T. V. 37° P. 74.
10 *août*. T. M. 36° 8 P. 72.
T. V. 37° 1 P. 76.
11 — T. M. 36° 6 P. 74.
T. V. 36° 8 P. 76.
12 — T. M. 36° 4 P. 72.
T. V. 36° 8 P. 74.
13 — T. M. 36° 6 P. 70.
T. V. 36° 9 P. 74.
14 — T. M. 36° 7 P. 72.
T. V. 36° 4 P. 74.
15 — T. M. 36° 8 P. 74.
T. V. 36° 6 P. 72.

Le thermo-cautère permet donc d'opérer l'ablation du col utérin avec l'espoir qu'il ne surviendra à la suite *aucune* trace de réaction inflammatoire ou fébrile, aucune complication d'hémorragie. C'est un fait que nous avons également observé dans un certain nombre d'opérations de fistule anale que nous avons pratiquées avec cet instrument.

XIV

Plaie du sourcil : mydriase et paralysie de l'accommodation d'origine traumatique.

Messieurs,

Il vous arrivera quelquefois d'être consultés pour des troubles visuels consécutifs à des traumatismes de la région orbitaire. Avant les découvertes dues à l'ophtalmoscope et jusque même dans ces derniers temps, les cas de ce genre étaient rangés dans la classe des *amauroses traumatiques*; on attribuait, depuis Morgagni, la perte ou l'affaiblissement de la vision à une lésion directe des filets nerveux de la cinquième paire et en particulier de la branche frontale, et on les expliquait en disant que c'étaient des amauroses ou des amblyopies *réflexes* produites par l'irritation des rameaux de la branche ophtalmique de Willis.

Parmi les chirurgiens modernes, c'est Fano qui semble avoir le premier élevé la voix contre une pareille interprétation, et prétendu qu'on découvrait dans ces cas avec l'ophtalmoscope des lésions qui n'avaient pas jusqu'alors été soupçonnées; je vous engage à prendre connaissance du travail du docteur Kœnig sur ce point de chirurgie. (Etude historique et critique sur la nature des *amauroses consécutives aux blessures de l'orbite :* Thèses de Paris, 1874, n° 420.)

En analysant les lésions diverses qui peuvent troubler la vision à la suite des traumatismes de l'orbite, on trouve qu'elles atteignent le plus communément :

1° Les membranes de l'œil : déchirure de la choroïde, décollement rétinien, etc.;

2° Le nerf optique lui-même : Galezowski explique, par la déchirure du nerf optique au delà du point d'immergence de l'artère centrale de la rétine, Abadie, par une infiltration ecchymotique entre les deux gaînes de la portion intra-orbitaire du même nerf, les atrophies papillaires qui se montrent à la suite des blessures de l'orbite ;

3° Les milieux de l'œil, l'appareil de réfraction statique : hémorragie, corpuscules flottants du corps vitré; luxation du cristallin, etc.;

4° L'appareil de l'accommodation : nerfs et muscle ciliaires.

C'est précisément une affection de cette dernière variété qui va nous fournir le sujet de notre conférence de ce jour. Le malade que je vous présente, à la suite d'une plaie contuse de la partie externe du sourcil, s'est trouvé frappé d'une paralysie des fibres circulaires de l'iris et du muscle ciliaire, en d'autres termes, d'une *mydriase* et d'une *paralysie de l'accommodation*.

C'est là une affection assez commune : ce qui en fait surtout l'intérêt dans le cas particulier, c'est qu'elle s'est produite chez un sujet affecté, à son insu, d'hypermétropie et qu'elle reconnaît pour origine un traumatisme de la région sourcilière (1).

Les termes de mydriase, de paralysie de l'accommodation, d'hypermétropie, s'appliquent à des maladies qui ne vous sont pas encore des plus familières, et dont l'étude peut au premier abord vous sembler difficile. Ne vous effrayez pourtant pas outre mesure. Je veux vous prouver par l'analyse de ce cas complexe que les affections oculaires ne présentent pas de difficultés qu'il soit impossible à qui que ce soit d'entre vous d'aborder et de vaincre. Je considère comme un devoir de vous démontrer qu'elles n'ont pas de secrets que vous ne puissiez pénétrer, et je serais heureux si j'arrivais à vous convaincre que vous ne devez pas considérer ce champ si vaste et si intéressant de la pathologie comme accessible aux seuls spécialistes. Assurément vous n'arriverez pas tous à pratiquer couramment toutes les opérations délicates que nécessitent les maladies des yeux; mais tous vous devez posséder les connaissances nécessaires au diagnostic et au traitement d'une foule d'affections qui peuvent entraîner la perte absolue ou la diminution de la fonction visuelle, et dont la fatale issue est trop souvent imputable à l'ignorance des connaissances les plus élémentaires. Ceci dit une fois pour toutes, je vais vous exposer l'histoire de ce malade, d'après la feuille d'observation rédigée, sur mes indications, par M. Deschamps, interne du service.

(1) La mydriase et la paralysie de l'accommodation d'origine traumatique sont rares : les auteurs classiques et même les traités spéciaux n'en parlent pas ou n'y consacrent qu'une courte mention. Les cliniques exclusivement destinées aux affections des yeux n'en présentent que de rares spécimens. Sur 38 cas de paralysie de l'accommodation observés aux cliniques de Kiel, le docteur Scheby-Buch n'en note pas un de cause traumatique (*Ann. d'Oculistique*, 1871, t. 66, p. 94).

Bocquet, 26 ans, peintre-décorateur, entre à Sainte-Eugénie, le 7 décembre 1877, salle Saint-Henri n° 4. Il a fait, il y a trente-trois jours, une chute d'une hauteur qu'il évalue à huit mètres environ sur la région orbitaire gauche.

Il fut traité à ce moment pour une plaie contuse du sourcil dont on voit la cicatrice au niveau du 1/3 externe de l'arcade sourcilière.

Voulant après sa guérison reprendre son travail, il s'aperçut que sa vision était considérablement troublée, de loin comme de près. Effrayé et se croyant menacé de devenir aveugle, il vint réclamer nos soins.

Etat actuel. — Dilatation prononcée et immobilité absolue des deux pupilles. Du côté gauche, l'ouverture pupillaire est ovalaire, ce qui est dû à un léger enclavement de l'iris dans la cicatrice d'une petite plaie scléroticale, siégeant au voisinage de la cornée près de l'extrémité du rayon oblique inférieur externe. On constate à ce niveau une légère élevure bleuâtre, d'une étendue de quatre à cinq millimètres. Le malade ne voit distinctement ni de loin ni de près.

A l'examen au miroir oculaire, on aperçoit facilement dans tous ses détails, en se plaçant à 14 centimètres de l'œil du blessé, l'image droite de la papille optique et des vaisseaux de la rétine.

En présence de ce haut degré d'hypermétropie, nous nous demandons si nous n'avons pas à faire à une luxation accompagnée d'issue du cristallin. Mais on constate les mêmes phénomènes du côté de l'œil droit qui ne présente aucune trace de blessure.

L'emploi du trou d'épingle améliore considérablement la vision : le malade peut lire à 1 mètre 20 centimètres le n° 7 1/2 de l'échelle typographique de Perrin.

Avec le verre + 5, il lit à 20 centimètres le n° 2 de la même échelle.

Il cligne les yeux comme certains myopes, et se plaint de la grande lumière et surtout du gaz.

Le 15 décembre, sous l'influence de l'instillation de l'atropine, nous constatons une augmentation de la mydriase et de la paralysie de l'accommodation : le *punctum proximum* a été reculé : le verre + 4 est nécessaire pour lire à la même distance le n° 2 de l'échelle.

En même temps, le malade se plaint d'une violente douleur sous-orbitaire. Il semble y avoir une légère intumescence de la région. Vésicatoire de la largeur d'une pièce de 5 francs. Instillation de quelques gouttes d'une solution de sulfate d'ésérine au 1/100e.

Le 16 décembre, sous l'influence de cette médication, les douleurs disparaissent.

L'usage de l'ésérine a été continué sans interruption du 16 décembre 1877 au 18 janvier 1878. Le myosis provoqué par ce médicament le premier jour a été tel que la pupille se trouvait réduite à un point.

Mais, dès le lendemain, elle s'est légèrement dilatée (environ deux millimètres de diamètre), et elle a dès lors toujours conservé ces dimensions malgré l'usage du myotique.

D'autre part, les troubles visuels dépendant de l'accommodation sont corrigés. L'œil gauche pourtant reste légèrement hypermétrope : le verre + 20 est nécessaire pour qu'il puisse lire le n° 2 de l'échelle typographique.

Dès le 4 janvier, on constate quelques mouvements du sphincter de l'iris sous l'influence d'une vive lumière, celle par exemple produite par l'éclairage latéral.

Pendant les quinze derniers jours de l'emploi de ce médicament, on n'en instillait que dans l'œil droit; l'action du myotique continuait à se faire sentir des deux côtés, mais moindre dans l'œil gauche. Le 18 janvier, dans un but d'observation, nous faisons suspendre l'emploi de l'ésérine; dès les premières vingt-quatre heures la pupille se dilate, et en trois jours nous perdons tout le bénéfice du traitement : la pupille redevient immobile; la mesure de l'hypermétropie et du pouvoir accommodateur donne les mêmes résultats qu'à l'époque de nos premières observations.

Le 29 janvier, après onze jours d'interruption, on reprend le traitement par l'ésérine, et on y adjoint des séances d'électrisation d'une demi-heure par l'appareil de Trouvé (quatre éléments).

Du 1er au 12 février, le malade est pris d'amygdalite et d'un abcès de la voûte palatine consécutif à une carie dentaire; on cesse tout traitement pendant ce temps.

Le 12 février, l'examen méthodique du malade nous donne les mêmes résultats qu'à l'entrée à l'hôpital au point de vue de la paralysie de l'accommodation.

De ce jour jusqu'au 11 mars, il fut soumis tous les matins, pendant dix à quinze minutes, à l'action des courants continus de la pile de Trouvé; on a toujours employé quatre éléments, les manivelles du collecteur étant placées sur le n° 2 de chacune des séries des boutons numérotés. Le malade n'a jamais accusé d'autres phénomènes que des éclairs dans les yeux au commencement et à la fin des séances.

Dès le 16, il nous annonce qu'il commence à voir de loin. Le 18, il lit le n° 7 de l'échelle typographique à 20 centimètres. Le 22, le n° 5; le 1er mars, le n° 4. En même temps les pupilles récupèrent leur contractilité.

Aujourd'hui 11 mars, jour de sa sortie, il lit facilement le n° 3, un peu difficilement le n° 2.

Afin de vous rendre facilement saisissables les explications dont je vais faire suivre l'aperçu de ce cas clinique, je crois devoir les accompagner de quelques notions élémentaires de physiologie optique.

Le système musculaire de l'iris est, comme vous le savez, composé de fibres lisses dont les unes radiées constituent l'agent dilatateur de la pupille, et les autres circulaires forment un véritable sphincter, qui, en se contractant, produit le resserrement de la pupille.

Les premières sont innervées par des filets qui proviennent du grand sympathique; les secondes sont sous la dépendance de l'oculo-moteur commun.

Vous savez qu'à l'état normal la pupille se resserre sous l'influence de la lumière, des mouvements de convergence, et dans la vision rapprochée. Ce resserrement a pour but de modérer l'éclat d'une lumière trop vive en empêchant l'arrivée sur la rétine d'une quantité trop considérable de rayons lumineux émanant d'objets fortement éclairés.

Lorsque les nerfs ciliaires provenant de la troisième paire sont paralysés, la mydriase se produit, c'est-à-dire la dilatation permanente de la pupille, accompagnée de la perte plus ou moins complète des mouvements de l'iris.

Les symptômes de la *mydriase traumatique* sont les mêmes que ceux de la *mydriase spontanée.*

Si l'on songe que Demours attribuait à la mydriase un siège *exclusif* sur *un seul* œil, (il en faisait même un symptôme distinctif « éminent » de l'amaurose) et que les auteurs classiques ont pour la plupart répété cette remarque, on pourrait peut-être, en rapprochant notre observation d'un fait de M. Desmarres, revendiquer, pour certains cas de la variété traumatique, la présence simultanée de l'affection dans les deux yeux; mais M. Gosselin, dans une note présentée en septembre 1860 à l'Académie de Médecine, a démontré que la mydriase spontanée peut offrir le même caractère.

Chez notre malade, la pupille n'avait pas, sous l'influence de la paralysie, atteint son maximum de dilatation, et elle fut notablement élargie par l'instillation de l'atropine, qui, probablement, agit en irritant les filets du sympathique qui innervent les fibres radiées de l'iris. Cela est conforme aux observations faites par Ruete sur la mydriase spontanée.

Nous l'avons vue aussi rester indifférente à ses excitants naturels : la lumière, les efforts d'accommodation, la convergence des lignes visuelles pendant la vision rapprochée. Notre blessé s'est plaint avec insistance de l'irritation produite par la lumière du jour et plus encore par celle du gaz dont on se sert le soir à Sainte-Eugénie. Ainsi que Scarpa l'avait indiqué, il souffrait moins à la tombée du jour. Il a même eu, lorsque dans un but d'observation nous laissions la paralysie abandonnée à elle-même, des accès de névralgie trifaciale que nous avons dû combattre et que nous serions tenté d'attribuer à une action réflexe dépendant de l'irritation rétinienne.

La dilatation irrégulière de la pupille gauche est due de toute évidence au léger enclavement de l'iris dans la plaie scléroticale; elle n'est donc pas attribuable à la paralysie plus accentuée de certains filets nerveux ciliaires et n'a aucun rapport avec l'amaurose, ainsi qu'on le croyait autrefois.

Quant au muscle ciliaire, vous savez quel en est le rôle : c'est lui qui assure à l'œil la faculté de percevoir, mais seulement d'une façon successive, les images distinctes et nettes des objets, depuis environ quatre pouces jusqu'à l'horizon. Cette faculté a reçu le nom de *faculté d'accommodation* ou *d'adaptation de l'œil.*

Le muscle ciliaire est composé d'un double plan, l'un externe, formé de fibres longitudinales qui vont du bord antérieur de la sclérotique au corps ciliaire (muscle de Brücke ou de Bowmann), l'autre interne, de fibres circulaires qui constituent un véritable anneau au niveau de l'équateur du cristallin (muscle d'Henry Müller).

Il est avec le cristallin l'agent indispensable de la fonction d'accommodation. Ainsi que l'a démontré Donders, chez les individus opérés de cataracte et jouissant, au moyen de verres convexes appropriés, d'une acuité visuelle parfaite, le pouvoir accommodateur a disparu : c'est la règle.

Pour vous rendre compte de l'action de ce muscle, rappelez-vous quelles sont les conditions de la vision chez la généralité des hommes.

Pl. 22.

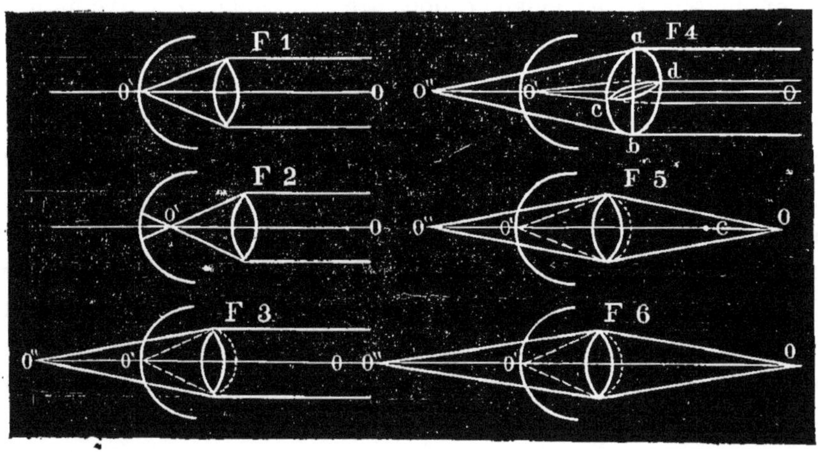

Voyez, par exemple (pl. 22), ce qui se passe dans un œil normalement conformé, ce qu'on appelle en ophtalmologie un œil *emmétrope* (Ἔμμετρος, conforme à la mesure, ἐν, en, μετρον, mesure, et ὤψ, œil) : les rayons émanant des points lumineux éloignés, mathématiquement de l'infini, pratiquement de 5 à 6 mètres, c'est-à-dire les rayons parallèles à l'axe principal du système dioptrique de l'œil viennent, en convergeant au foyer principal, se réunir sur la rétine. (Fig. 1.)

Les rayons qui partent au contraire d'un point lumineux rapproché, et qui arrivent à l'œil en divergeant, forment leur foyer, toujours sur l'axe principal, mais en arrière de la rétine, d'où il suit que ce n'est plus l'image d'un point qui affecte la rétine, mais un cercle de diffusion, rendant la vision confuse. (Fig. 5, 0''.)

C'est à ce moment qu'intervient le muscle ciliaire, pour rétablir la netteté de la vision. Son action, sa contraction, a pour effet d'augmenter le pouvoir réfringent du système dioptrique de l'œil en exagérant la convexité des faces du cristallin et particulièrement de sa face antérieure : de la sorte, au lieu de converger en 0'', au delà de l'écran rétinien, les rayons divergents convergent en 0' sur cet écran même. (Fig. 5.) Vous devez connaître, et ce n'est pas le lieu de revenir sur ce point, les diverses théories invoquées par les physiologistes pour expliquer cette admirable fonction de l'accommodation, et spécialement celle qui a été proposée par Helmholtz. Plus la source lumineuse se rapproche, plus se trouve éloigné de la rétine le foyer de convergence des rayons divergents, et plus par conséquent l'action du muscle accommodateur doit être énergique. Il arrive un moment où l'influence de l'accommodation n'est plus suffisante pour conserver la netteté des images : on donne le nom de *punctum proximum* au point le plus rapproché qui peut être perçu par l'œil en état d'accommodation, de même qu'on appelle *punctum remotum* ou *remotissimum* le point lumineux le plus éloigné qui soit perceptible par l'œil au repos.

Supposez le muscle ciliaire paralysé, le malade ne pourra plus voir distinctement de près, et son *punctum proximum* sera d'autant plus reculé que la paralysie sera plus complète : il pourra même arriver qu'il s'éloigne au point de rejoindre le *punctum remotum*, et la vision rapprochée se trouvera complètement obscurcie par des images diffuses. C'est qu'en effet, Messieurs, la paralysie du muscle ciliaire présente, comme toute paralysie, des degrés divers : il y a ici, comme ailleurs, une distinction à établir entre la paralysie absolue et la paralysie incomplète ou parésie.

Le signe primordial de la paralysie du muscle ciliaire est donc la perte de la vision rapprochée chez les sujets chez lesquels cette faculté existe normalement. Vous pourrez la soupçonner, lorsque vous constaterez la mydriase ; car, à part des cas exceptionnels, ces deux affections sont simultanées, ce qui s'explique par l'origine commune des fibres nerveuses (fibres ciliaires de l'oculo-moteur commun) qui président à la contraction du muscle accommodateur et du sphincter irien.

Mais il est des palliatifs qui permettent la récupération, du moins momentanée, de la vision rapprochée. Ce qui vous prouve que, dans cette affection, l'appareil sensoriel n'est pas affecté, c'est que notre blessé pouvait lire avec le verre + 5.

Pourquoi cela? C'est que nous remplacions ainsi par une lentille convergente appropriée le déficit de la réfraction facultative, de la réfraction dynamique abolie.

C'est le même résultat que nous avons obtenu par l'instillation du sulfate d'*ésérine* (principe actif de la *fève de Calabar*), et que nous aurions pu atteindre également au moyen du nitrate neutre de *pilocarpine* (principe actif du *jaborandi*). Dans ce cas, on agit directement sur les organes paralysés : on secoue momentanément leur torpeur.

Mais, me direz-vous, comment se fait-il que la vision éloignée, auparavant normale chez ce malade, se trouvait également abolie depuis son accident? Quelle a pu être sur ce point l'influence du muscle accommodateur que vous nous avez décrit comme l'agent de la vision rapprochée?

Vous trouverez dans l'observation de notre blessé la réponse à cette question : mais il est nécessaire encore de vous rappeler quelques notions d'optique physiologique.

Il n'y a pas dans ce monde que des yeux emmétropes : il existe aussi et en grand nombre — j'en appelle aux binocles que j'aperçois sur le nez de plusieurs d'entre vous — des yeux mal conformés, des yeux *amétropes* (ἀ privatif, μετρον, mesure, ὤψ, œil).

Chez ceux-là, le foyer des rayons parallèles (vision éloignée) se fait sur un autre plan que la rétine.

On en distingue plusieurs sous-variétés.

Si le foyer se trouve *en avant* de la rétine, l'œil est *brachymétrope* (βραχύς, court, μετρον, et ὤψ), ou vulgairement, *myope* (μύειν, cligner, et ὤψ). Fig. 2.

S'il est *en arrière*, l'œil est *hypermétrope* (ὑπερ, au delà, μετρον, ὤψ). Fig. 3.

Lorsque les rayons lumineux issus d'un même point rencontrent des méridiens de l'œil offrant une surface réfringente de courbure inégale, les méridiens vertical et horizontal rectangulaires, par exemple, *ab* et *cd*, fig. 4, ce qui est le cas le plus fréquent, ils vont former deux foyers différents (sur la figure, l'un de ces foyers se trouve situé sur la rétine, l'autre en arrière); l'œil est alors désigné sous le nom d'*astigmate* (ἀ privatif, στίγμα, point). Fig. 4.

Nous avons constaté que chez notre malade on apercevait, à l'examen du miroir oculaire, l'image droite de la papille optique et des vaisseaux de l'œil.

Lorsqu'on veut découvrir l'image droite de la papille optique d'un œil bien conformé, il est nécessaire de placer au-devant de cet œil une lentille biconcave qui rende divergents les rayons lumineux qui sortent à l'état de parallélisme du fond de l'œil emmétrope au repos. Il s'ensuit que si, en examinant le fond d'un œil au miroir oculaire, et sans l'interposition de lentille d'aucune sorte, on perçoit une image droite de la papille optique et des vaisseaux rétiniens (1), c'est que les rayons qui en émanent sortent à l'état de divergence; cela prouve que la réfraction statique de cet œil est insuffisante, et que par suite le foyer des rayons parallèles se trouve situé *derrière* la rétine. Reportez-vous à la figure 3, et vous verrez que c'est l'état optique de l'œil hypermétrope.

Notre blessé est donc hypermétrope. C'est ce qui explique pourquoi chez lui la vision éloignée n'est pas nette.

Ceci posé, il nous reste à déterminer s'il était hypermétrope avant sa blessure, ou si c'est son accident qui a déterminé l'amétropie.

Il y a des cas où un œil emmétrope peut devenir hypermétrope : il faut pour cela qu'il subisse un changement de conformation, qu'il se rapproche de la forme sphérique, que son axe optique se raccourcisse. C'est ainsi qu'on explique l'hypermétropie qui se manifeste au début de certains cas de glaucome, affection dans laquelle la pression intra-oculaire accrue tend à modifier la forme du globe oculaire.

(1) Il est facile de distinguer si une image du fond de l'œil perçue à environ 30 centimètres est *droite* ou *renversée* ; dans le premier cas, elle est d'autant plus nette et plus grande que l'œil de l'observateur, armé du réflecteur, se rapproche davantage de l'œil examiné; il faut au contraire s'éloigner pour percevoir avec netteté l'image renversée.

Mais ce n'est pas ainsi qu'agit la paralysie du muscle ciliaire.

Il faut que vous sachiez que bon nombre d'hypermétropes peuvent jusqu'à un certain âge compenser le déficit de leur réfraction fixe, grâce à l'appareil de l'accommodation. Ils devraient ne pas voir distinctement les objets éloignés dont l'image devrait théoriquement se former en arrière de la rétine. Mais grâce à un surcroît d'action du muscle accommodateur, qui se contracte chez eux dans l'exercice de la vision à distance (Fig. 3), alors que l'emmétrope ne s'en sert que pour la vision rapprochée, ils forcent les rayons lumineux parallèles à converger sur la rétine, et remédient à l'imperfection de l'organe visuel.

On donne à cet état le nom d'*hypermétropie latente*. Mais survienne brusquement une cause qui paralyse l'action du muscle ciliaire, de *latente* l'hypermétropie devient soudainement *manifeste*.

C'est ce qui est arrivé à notre blessé qui, ayant jusque-là joui d'une vue en apparence irréprochable, et se trouvant tout à coup dans l'impossibilité de distinguer les objets aussi bien de loin que de près, s'est cru en voie de devenir aveugle. Il n'était affecté que de paralysie de l'accommodation : mais cette paralysie avait démasqué une hypermétropie, j'insiste sur ce point, jusque-là méconnue.

J'aurais, Messieurs, à vous signaler encore d'autres symptômes si je voulais vous faire l'histoire complète de l'affection qui nous occupe, mais je me borne à étudier ceux que vous avez pu constater chez ce sujet.

Me sera-t-il possible d'établir la pathogénie de cette affection?

Avons-nous affaire à une lésion traumatique du muscle ciliaire lui-même?

Cela est peu probable : ainsi que Warlomont l'a remarqué, les traumatismes du muscle ciliaire paraissent peu propres à en déterminer la paralysie si l'on en juge par l'impunité des sections de ce muscle dans l'opération que Hancock a imaginée contre le glaucome, et celles que V. Solomon a pratiquées pour arrêter, diminuer ou abolir la myopie.

La cause de cette paralysie doit être recherchée dans les nerfs qui président aux mouvements de ce muscle ou dans le cerveau lui-même.

Il est pourtant une cause d'erreur que je dois vous signaler. On a décrit une *mydriase traumatique* qui succède à certaines lésions traumatiques de la moelle épinière.

Les expériences de Claude Bernard avaient démontré que l'excitation du sympathique dans la région cervicale amène la dilatation de la pupille et l'anémie de la face du même côté. Budge et Waller prouvèrent que le grand sympathique emprunte à la moelle cervicale cette propriété spéciale, et Brown Séquard constata de plus que le centre d'action médullaire des mouvements de l'iris, dit centre *cilio-spinal*, s'étend dans la moelle jusqu'au niveau de la 11e vertèbre dorsale.

La clinique est venue confirmer les découvertes de la physiologie ; à la suite de certains traumatismes de la moelle dans la région cervicale, se développe, concurremment avec les autres phénomènes caractéristiques de la blessure du centre nerveux, une mydriase accompagnée d'ischémie de la face, qui trouve sa cause dans l'excitation de la moelle, et par l'entremise de cette dernière, des filets du sympathique qui président à la contraction des fibres radiées de l'iris.

Cette variété se distingue de celle que nous étudions, d'abord par la coïncidence d'un traumatisme de la moelle épinière, et en second lieu par l'absence de troubles visuels dus à la paralysie de l'accommodation : ceci se comprend, puisque le centre et les troncs nerveux qui président aux fonctions du muscle ciliaire sont hors de cause. Cette simple mention suffira pour éviter une confusion entre les deux variétés de mydriase traumatique.

Pour en revenir à notre sujet, est-ce dans le cerveau, est-ce dans les nerfs ciliaires qu'il faut chez notre blessé rechercher la lésion traumatique ?

Cette paralysie est indépendante de la paralysie du nerf de la troisième paire, de l'oculo-moteur commun, puisque nous ne constatons aucune déviation du globe de l'œil.

Lorsqu'elle est *unioculaire*, on peut, pour les cas où il s'est produit un épanchement hématique intra-oculaire ou une déchirure de la choroïde, s'en rendre compte par la compression qu'exerce sur les nerfs ciliaires le sang épanché ou infiltré entre la choroïde et la sclérotique, bien que, selon la remarque de Arlt (1), la démonstration anatomique du fait fasse défaut.

Mais dans les cas où les membranes internes et les milieux réfringents de l'œil sont indemnes, comment envisager le mécanisme de l'accident?

Invoquerons-nous, ainsi qu'on l'a fait en désespoir de cause pour

(1) De Arlt. *Des blessures de l'œil*, trad. de Halltenhoff; Paris, 1877, p. 83.

d'autres paralysies traumatiques, la commotion des nerfs ciliaires? Mais qu'est-ce que la commotion nerveuse? Quelle est la preuve de cet ébranlement? Quelles sont les modifications que le microscope démontre dans les nerfs commotionnés, lorsque l'inspection à l'œil nu reste sans résultat? Ce sont là des questions qui restent sans réponse dans l'état actuel de la science. « Aussi, dit encore de Arlt, me paraît-il plus » judicieux de supposer (même pour ces cas) un épanchement sanguin » entre la choroïde et la sclérotique, agissant sur les nerfs ciliaires » par compression, que d'admettre un tiraillement traumatique ou » une déchirure de ces nerfs. »

Fano (*Traité pratique des maladies des yeux*, Paris 1866, t. II), qui s'est aussi occupé de cette question, l'envisage à un autre point de vue : « Une violence extérieure qui agit sur l'œil, dit-il, porte aussi » bien sur les filets sympathiques que sur les filets moteurs-oculo- » communs des nerfs ciliaires. Pourquoi donc est-ce plutôt le muscle » constricteur que le muscle dilatateur qu'atteint la paralysie? Pourquoi » la pupille ne se resserre-t-elle pas au lieu de se dilater? Dira-t-on » que l'ébranlement se communique au tronc même du nerf oculo- » moteur-commun, et que le filet du grand sympathique n'est pas » lésé? »

Et pour expliquer ce fait, il admet que, sous l'influence des violences extérieures, l'excitabilité est plus difficile à abolir dans les rameaux du grand sympathique que dans les nerfs cérébro-spinaux.

Et, lorsque la paralysie circonscrite aux nerfs ciliaires porte sur les deux yeux à la fois, comme dans le cas qui nous est propre, et non pas seulement du côté du traumatisme, lorsque la mydriase est *bioculaire*, et qu'elle ne s'accompagne pas de lésion interne de l'œil, faut-il admettre avec Adamuk (Panas, art. *oculo-moteur* du Dictionnaire de médecine et de chirurgie pratiques, t. XXIV, p. 246), que le filet moteur fourni par la troisième paire à l'iris et au muscle ciliaire provient d'un point isolé de la protubérance située plus en arrière que les autres filets radiculaires de ce nerf? Faut-il en inférer que, avec ou sans symptômes cérébraux, la paralysie est due à une lésion traumatique localisée du centre encéphalique d'où les nerfs ciliaires moteurs prendraient leur origine?

Vous le voyez, Messieurs, tout n'est qu'hypothèse dans cette question pathogénique : et il en sera de même jusqu'à ce que des nécropsies attentives et des expérimentations précises soient venues élucider le problème à résoudre. Tout ce que nous pouvons faire pour le moment, c'est d'indiquer aux observateurs la voie dans laquelle ils doivent s'engager.

Quel est le traitement que vous devrez employer? Il est *curatif* ou *palliatif*.

Le traitement curatif a pour but de rétablir la fonction nerveuse interrompue.

On emploie dans ce but :

1° Divers collyres ou pommades ayant pour bases :

a — Le sulfate de strychnine en solution au 1/300ᵉ.

b — L'extrait thébaïque :

(Extrait gommeux thébaïque : 1 gramme ; — Axonge : 5 grammes.)

Cette pommade a réussi entre les mains de Fano.

c — Le sulfate d'ésérine en solution au 1/100ᵉ.

Ce médicament remédiait chez notre blessé aux troubles de l'accommodation : mais son efficacité n'a pas survécu à son emploi : en trois jours nous avons perdu tout le bénéfice obtenu.

2° L'électrisation :

La galvanisation, la faradisation par les courants induits peuvent être dangereuses dans le traitement des paralysies oculaires. Nous avons en conséquence eu recours à l'emploi des courants continus de la pile de Trouvé. Pendant un mois, le malade fut soumis à l'action de quatre éléments de cette pile journellement pendant dix à quinze minutes.

Au bout de quatre jours, il commençait à voir de loin; le 6ᵉ jour, il lisait le n° 7 de l'échelle typographique, le 10ᵉ le n° 5, le 17ᵉ le n° 4. Aujourd'hui après un mois de traitement, il lit facilement le n° 2 et va pouvoir reprendre son métier de peintre-décorateur (1).

Vous voyez, Messieurs, tout le bénéfice que vous pouvez retirer de l'emploi des courants continus faibles dans le traitement de ces paralysies.

3° Vous pourriez concurramment avoir recours aux dérivations intestinales. Celse avait autrefois noté que la mydriase se guérit parfois spontanément sous l'influence d'évacuations alvines soudaines.

(1) Nous avons revu dernièrement ce blessé, rentré à Sainte-Eugénie plus d'un an après l'accident pour un abcès sous-périostique alvéolaire du maxillaire inférieur; il ne se ressent plus d'aucun trouble visuel (12 février 1879).

M. Desmarres père a de nos jours confirmé cette observation par un fait clinique.

Lorsque le traitement curatif reste sans action, vous vous bornerez aux palliatifs et spécialement à l'emploi de l'ésérine et des verres convexes correcteurs.

L'usage de l'ésérine peut être continué pendant plusieurs mois et même davantage sans inconvénient. M. Galezowski s'en est servi pendant un an pour un de ses malades, et cela sans aucun accident. Il note même « que c'était le seul moyen qui rendît à la vue de ce » malade une clarté suffisante pour lui permettre le travail. »

On choisit les verres convexes, quand on y a recours, les plus appropriés aux habitudes du sujet, et tous les auteurs conseillent, dès que surgit une amélioration, de les employer de moins en moins forts, de façon à solliciter les efforts de l'accommodation (1).

(1) Cette leçon clinique fait partie d'un mémoire sur *la mydriase et la paralysie de l'accommodation d'origine traumatique* publié dans l'*Avenir médical du Nord* (1878.)

XV

Strabisme convergent. — Définition du strabisme. — De la strabotomie.

Messieurs,

Nous allons pratiquer l'opération de la *strabotomie* sur une jeune femme qui est entrée dans le service pour une affection utérine dont elle est aujourd'hui guérie. Ce n'est pas, en effet, pour sa difformité oculaire, son *strabisme convergent*, qu'elle est venue réclamer nos soins.

A Lille, comme en beaucoup d'endroits, l'opération du strabisme n'est pas une opération, permettez-moi l'expression, populaire. Cela tient à diverses causes, qu'il serait trop long de vous exposer. Cette malade n'aurait jamais songé à se faire opérer, si elle ne m'avait entendu appeler votre attention sur son infirmité et vous dire qu'il serait possible d'y porter remède. Sur le point de retourner à Bruxelles près de son mari dont elle est séparée depuis plusieurs années, c'est, je crois, un sentiment de coquetterie qui l'a décidée à réclamer notre intervention.

En accédant à sa demande, nous vous démontrerons une fois de plus combien nous avons à cœur de ne pas laisser nos malades dans l'obligation de s'adresser aux spécialistes, ou à ceux qui s'intitulent tels. Je vous l'ai dit bien des fois, je suis de ceux qui pensent que les affections oculaires, soumises aux mêmes lois physiologiques et pathologiques que toutes les autres affections chirurgicales, ne doivent pas être abandonnées par les médecins comme un monopole à la spécialité, et j'ai la prétention d'avoir souvent placé sous vos yeux des faits démontrant le bien fondé de cette opinion. Je profiterai également de l'occasion pour essayer de bien vous faire comprendre ce que c'est que le strabisme, et quel est le traitement chirurgical dont cette affection est justiciable. Pour cela, laissez-moi vous rappeler encore quelques notions élémentaires d'optique physiologique. Je ne puis, dans un amphithéâtre de clinique chirurgicale, vous exposer, comme je le ferais si j'étais chargé de la clinique complémentaire d'ophtalmologie, tous les détails d'anatomie, de physiologie, d'optométrie que comporte le sujet : mais tout en restant concis, je tâcherai de vous indiquer les notions qui me paraissent indispensables pour que vous puissiez me comprendre, et je prends l'engagement de ne pas sortir du cadre de vos études habituelles, des connaissances qui vous sont réglementairement nécessaires.

Vous savez que le globe oculaire peut être à peu près comparé à une sphère, et qu'il est mis en mouvement par six muscles divers. Nous n'avons à nous occuper ici que des mouvements de latéralité, produits par la contraction des muscles droits externe et interne.

Ces mouvements s'exécutent autour d'un axe vertical, passant par un centre dit centre de rotation, par lequel passent également tous les axes de rotation de l'œil, et qui, à peu de chose près (à un dixième de millimètre, d'après M. Giraud-Teulon), se confond avec le centre géométrique ou de figure de l'œil. Ces deux muscles viennent s'insérer aux extrémités d'un axe horizontal perpendiculaire à l'axe vertical, et le croisant au centre de rotation.

Rappelez-vous en outre deux lignes horizontales importantes à connaître.

La première traverse à la fois le centre de la cornée et le centre de figure de l'œil, elle aboutit au pôle postérieur; on lui donne le nom d'*axe optique*. C'est d'après cette ligne qu'on juge de la direction de la pupille, par le centre de laquelle elle passe à l'état normal.

La seconde va du point fixé par l'œil au centre de la tache jaune, portion de la rétine sur laquelle, comme vous le savez, viennent se former les images des objets dans l'exercice de la vision nette, après réfraction des rayons lumineux par le système dioptrique de l'œil. On lui donne le nom de *ligne visuelle* ou *axe visuel*.

Cette ligne ne se confond pas avec l'axe optique, parce que la macula se trouve, à l'état normal, située en dehors du pôle postérieur de l'œil. Elle croise cet axe au niveau du centre de similitude du système dioptrique de l'œil, près de la face postérieure du cristallin, et par suite, dans l'œil emmétrope, elle traverse la cornée en dedans de l'axe optique. L'angle formé par l'axe optique et l'axe visuel de l'œil a reçu en optométrie le nom d'angle α; il est de 5°.

Ces données établies, veuillez bien comprendre ce qu'avec beaucoup de maîtres j'entends par strabisme.

C'est d'après la direction de l'axe optique que l'on juge de la direction des pupilles, de la direction du regard; et c'est sur la direction des pupilles et du regard qu'on se base, dans le langage commun, pour dire que telle personne louche ou ne louche pas, c'est-à-dire que ses yeux ont ou n'ont pas la même direction l'un que l'autre. C'est là une erreur scientifique contre laquelle je dois vous mettre en garde. Ce qui constitue essentiellement le strabisme, c'est l'impossibilité de la vision binoculaire par suite de la déviation, non pas de l'un des axes optiques, mais de l'une des lignes visuelles. Et si la vision binoculaire s'exerce, alors même que l'un des axes optiques, les deux mêmes sont déviés de leur direction habituelle, il n'y a pas de strabisme, il n'en existe que l'apparence.

Or, Messieurs, ces cas de strabisme *apparent* sont assez fréquents, et depuis les travaux d'Helmoltz et de Donders, on sait à quoi les attribuer, on sait en donner l'explication. Ils résultent de la conformation particulière de l'œil, de la situation de la macula par rapport au pôle postérieur et, par suite, du plus ou moins d'ouverture de l'angle α. Chez les emmétropes, l'angle α est d'environ 5°; l'axe optique est très légèrement dirigé en dehors de la ligne visuelle, mais cette divergence n'est pas assez prononcée pour que, dans la vision éloignée, les axes optiques ne paraissent pas parallèles. Chez les hypermétropes, au contraire, chez qui la macula se trouve située plus en dehors du pôle postérieur, l'angle α augmente, il mesure 7° au lieu de 5; les axes optiques sont déviés davantage des lignes visuelles, de sorte que, quand ces dernières sont parallèles, les axes optiques sont divergents, et dans la vision à distance l'hypermétrope *semble* loucher en dehors; mais la vision binoculaire persiste, il n'y a pas de strabisme réel. Chez les myopes, au contraire, la macula se rapproche du pôle postérieur de l'œil, parfois même elle est située en dedans; dans ce dernier cas, la ligne visuelle traverse la cornée en dehors de l'axe optique; l'angle α est alors négatif; et lorsque les lignes visuelles sont à l'état de parallélisme, les axes optiques convergent; pour peu que cet angle soit prononcé, le myope semble loucher en dedans; mais ici encore la vision binoculaire persiste.

Vous voyez donc, Messieurs, qu'il ne faut pas s'en rapporter aux apparences, et chez tout individu soupçonné de strabisme il faut avant tout s'assurer de l'existence ou de la non-existence de la vision binoculaire ; c'est le critérium qui vous permettra tout d'abord de juger si l'étrangeté ou la difformité du regard tient à la déviation d'une des lignes visuelles ou à une disposition anormale de l'angle α.

Ce n'est pas tout, Messieurs ; à tous ceux qui louchent, *circà tuentibus*, ne peut s'appliquer l'épithète de *strabique*. Il y a nombre de causes chirurgicales qui occasionnent les déviations des axes optique et visuel. Mais ce serait m'égarer que de vous parler, dans le peu de temps dont je dispose pour vous initier à l'étude du strabisme, des obstacles mécaniques, tels que les tumeurs de l'orbite, les cicatrices de la conjonctive, etc., qui peuvent amener ce résultat.

Afin de vous laisser de cette leçon quelqu'idée précise, je me bornerai à vous mettre en garde contre un faux strabisme qui résulte de la paralysie des muscles. Supposez une paralysie, de cause quelconque, du nerf oculo-moteur commun, l'œil sera dévié en dehors par la tonicité du muscle droit externe ; dans la vision à distance, la ligne visuelle du côté affecté ne pourra plus se placer en parallélisme avec celle du côté sain ; elle ne pourra plus converger dans la vision rapprochée. L'effet sera inverse dans le cas de paralysie de l'oculo-moteur externe. Dans les deux cas, le malade louchera, mais il ne sera pas strabique. C'est que dans le strabisme tel que nous l'entendons, les muscles qui président aux mouvements de latéralité de l'œil ne sont pas paralysés ; ils font parcourir à l'œil strabique le même champ d'excursion que du côté sain. Je vous engage à graver dans votre mémoire cette distinction radicale entre le strabisme et les paralysies oculaires, ou pour être tout à fait précis, les paralysies des muscles moteurs de l'œil. Ce sont deux genres d'affections essentiellement différentes par leur origine et le traitement qui leur convient.

Vous trouverez écrit que le strabisme n'est qu'un symptôme ; vous entendrez dire qu'il y a un strabisme *vulgaire* et un strabisme *paralytique*, etc. Je n'admets pas cette manière de voir ; ce qui est un symptôme, c'est la déviation du regard ; cette déviation est un des signes du strabisme ; mais le strabisme est une affection parfaitement définie, qui a ses causes propres et son mode d'être particulier.

Je sais bien que l'on n'est pas d'accord sur la nature intime du strabisme. En quoi cela prouve-t-il que ce ne soit pas une affection spéciale ? Je ne saurais, avec M. J. Guérin, assimiler la déviation de l'œil strabique à celle du pied-bot, ni accepter que le muscle qui produit cette déviation soit contracturé. S'il en était ainsi, de même que le pied-bot, l'œil strabique perdrait plus ou moins de sa mobilité.

Il est un fait patent pour tous, c'est que le muscle en question est raccourci, que son antagoniste est allongé, et que ni l'un ni l'autre de ces muscles ne sont modifiés dans leur structure et n'ont perdu leurs propriétés physiologiques : ainsi que l'enseignait de Grœfe, il s'agit d'une disproportion constante entre la longueur moyenne des muscles antagonistes : voilà le point important à saisir et à retenir pour le moment; vous rechercherez plus tard, et vous vous expliquerez comme vous pourrez le pourquoi de ce raccourcissement.

Vous trouverez, dans tout ce que je viens de vous dire, les éléments d'une définition du strabisme, en rapport avec nos connaissances actuelles, et vous aurez un guide pour vous débrouiller au milieu des définitions multiples, diverses, souvent contradictoires, des dictionnaires, des livres classiques, des traités spéciaux. J'en ai examiné une quinzaine, que j'ai trouvées dans ma bibliothèque; aucune ne m'a pleinement satisfait.

Je prends, par exemple, la définition du petit dictionnaire de Littré :

« STRABISME : Difformité dans laquelle, lorsque le sujet regarde un
» objet, l'un des yeux ou tous deux s'écartent involontairement de
» l'axe visuel, de manière qu'ils ne peuvent jamais être dirigés en
» même temps sur le même point. »

Qu'est-ce qu'un œil qui *s'écarte de l'axe visuel?*

Je remarque d'abord que cette définition ne distingue pas suffisamment l'écart de la déviation. Deux lignes parallèles peuvent indéfiniment s'écarter sans dévier de leur direction primitive; dans le strabisme, il y a déviation. L'obliquité porte sur l'un des axes visuels, qui n'est plus parallèle à son congénère dans la vision à distance, et qui, suivant l'espèce de strabisme, va le croiser en avant ou en arrière de l'objet fixé, dans la vision rapprochée. C'est ce que cette définition n'indique qu'obscurément.

Elle ne spécifie pas davantage la distinction que nous avons établie entre les déviations diverses de cet axe visuel, d'après les causes qui les produisent.

Vous me direz que je suis bien sévère pour une définition à l'usage des gens du monde; je l'admets. Prenons des exemples dans les traités de chirurgie ou d'ophtalmologie.

Voici celle de Follin et Duplay :

« STRABISME : Difformité des yeux dans laquelle l'un des axes optiques » étant dévié de sa position normale, la vision binoculaire cesse de » s'accomplir. »

Cette définition confond l'axe optique de l'œil avec l'axe visuel ; pas plus que la précédente, elle ne tient compte des conditions *spéciales* qui produisent le strabisme : loucherie et strabisme seraient, d'après elle, synonymes.

Je ferai les mêmes reproches à la définition de Nélaton :

« STRABISME : Résulte d'un défaut de parallélisme des axes oculaires, » produit lui-même par l'action irrégulière d'un ou plusieurs des » muscles qui servent à mouvoir l'œil. »

Qu'entend Nélaton par axe oculaire? Si ce sont les axes optiques, nous savons qu'ils peuvent diverger ou converger dans la vision à distance sans qu'il y ait de strabisme vrai; si ce sont les axes visuels, la définition devrait le spécifier et ne pas laisser place au malentendu. Dans ce dernier cas même, la définition de Nélaton reste incomplète, parce qu'elle ne précise pas ce que l'auteur entend par action irrégulière des muscles.

Les définitions suivantes sont passibles du même reproche, et, comme les précédentes, elles confondent le strabisme vrai avec la paralysie des muscles de l'œil.

« STRABISME : Déviation dans la position des yeux, par suite de » laquelle les deux taches jaunes reçoivent les images d'objets différents » (Donders). »

« STRABISME : Difformité caractérisée par une position vicieuse d'une » des deux lignes visuelles entraînant la suppression de la vision » binoculaire (Abadie). »

Ne croyez pas, Messieurs, qu'en vous adressant ces observations, j'ai cédé au facile plaisir de critiquer. Je n'ai en vue que votre instruction, et je cherche à simplifier, à préciser une définition difficile : on ne s'entend bien sur les faits que si l'on est d'accord sur les mots.

M. le professeur Panas, dans ses instructives *Leçons sur le strabisme*, a essayé d'échapper aux divers écueils que je viens de vous signaler. Voici comment il définit cette affection : « Trouble d'équilibre, sans » affaiblissement des muscles de l'œil, ayant pour effet d'empêcher le » croisement des axes optiques principaux (lignes visuelles) sur le » même point de mire, d'où suspension de la vision binoculaire. »

Cette définition renferme trois caractères importants : elle constate qu'il n'y a pas d'affaiblissement des muscles de l'œil, que les lignes visuelles ne s'entrecroisent pas sur le même point de mire, que la vision binoculaire est suspendue. On peut lui reprocher de confondre l'axe optique avec l'axe visuel. Il est vrai que la parenthèse indique la pensée de l'auteur. Mais, outre cela, l'expression « trouble d'équilibre » n'est-elle pas impropre? Peut-on dire qu'un œil dévié ne soit pas en équilibre? L'œil strabique ne reste-t-il pas soumis à l'action de forces qui s'annulent en le fixant dans des directions déterminées? La tour de Pise, pour être penchée, cesse-t-elle d'être en équilibre? Le terme « trouble d'équilibre » s'applique à merveille au *nystagmus*, mais ne convient pas, à mon avis, au strabisme.

Vous voyez, Messieurs, combien il est difficile de donner du strabisme une définition qui ne prête pas à controverse. Celle que je vous propose ne satisfera pas tout le monde, je n'ose l'espérer, et j'accepte à l'avance les critiques qui seraient fondées. Pour moi, le strabisme consiste dans *un défaut d'harmonie du regard*, *caractérisé par la déviation de l'un des axes visuels*, *déviation qui empêche la vision binoculaire et qui résulte d'une simple disproportion anormale de longueur entre les muscles antagonistes.*

Je vous ai tout à l'heure dans le cabinet, réservé aux examens d'ophtalmologie et d'optométrie, indiqué les différents symptômes du strabisme, tel que je viens de vous en donner la conception; vous savez ce que c'est que :

1° La déviation primitive de l'œil strabique,

2° La déviation secondaire de l'œil sain,

3° La neutralisation des images chez les strabiques, et le moyen de faire apparaître la diplopie chez certains d'entre eux,

4° La mesure du strabisme.

Je vous ai indiqué les moyens pratiques de vous assurer de l'existence de la vision binoculaire et de différencier le strabisme vrai du strabisme faux, le strabisme convergent proprement dit de la paralysie de l'oculo-moteur externe. Je me suis borné à ces points de pratique pour vous faciliter une compréhension nette de la chose; nous étudierons une autre fois les causes du strabisme.

Je vais maintenant vous dire un mot de la *strabotomie* et de ses indications.

Le strabisme ne se borne pas à nuire à l'harmonie des traits; il empêche de plus l'exercice de la vision binoculaire; c'est donc autant à rétablir cette dernière qu'à faire disparaître la difformité, que doit s'attacher le traitement de cette affection. A ce point de vue, on peut diviser les strabiques en deux groupes : ceux dont l'œil dévié conserve une acuité visuelle normale ou suffisante pour la vision binoculaire ; ceux au contraire dont l'œil est amblyope et ne sert plus à la vision.

On a essayé de faire récupérer à la rétine sa sensibilité disparue et de redresser la déviation par l'exercice des muscles de l'œil au moyen de lunettes, de prismes, et surtout du stéréoscope (Javal). Cette méthode dite méthode *orthophtalmique* n'est pas applicable à tous les cas, elle est souvent infidèle, et, en raison du long temps qu'elle demande, elle décourage d'ordinaire les malades, qui l'abandonnent avant d'être guéris.

Aussi, d'une manière générale, doit-on lui préférer la *strabotomie.* Cette opération peut, comme chez la malade que nous allons opérer, n'avoir d'autre but que de régulariser ce que la physionomie présente de choquant ; et même alors elle n'est pas à dédaigner. Dans d'autres cas, elle aura pour but de rétablir la vision binoculaire, et lorsque vous aurez l'espoir légitime d'obtenir ce résultat, c'est-à-dire lorsque vous ne constaterez dans l'œil dévié qu'une torpeur de la rétine, sans altérations matérielles qui rendent la vision impossible, vous devrez toujours essayer, avant d'opérer, de faire revivre la sensibilité rétinienne, en forçant chaque jour l'organe à des exercices visuels réitérés et prolongés, pendant que vous aurez pratiqué l'occlusion du bon œil.

Si vous devez réussir, vous en serez avertis à un moment donné par l'apparition de la diplopie, et je vous recommande de la persévérance dans ces exercices. On voit quelquefois, grâce à eux, des yeux excessivement amblyopes recouvrer la plus grande partie et même la totalité de leur acuité visuelle ; c'est alors que la strabotomie doit intervenir.

Vous savez qu'on divise le strabisme en *divergent* et en *convergent* selon que l'œil est dévié en dehors ou en dedans, selon que le muscle raccourci se trouve être le droit externe ou le droit interne. C'est un strabisme convergent que porte notre malade ; c'est, du reste, le cas le plus habituel.

On a cru jadis qu'en sectionnant le corps charnu du muscle, il se formait, entre les deux bouts rétractés, un prolongement constitué par un tissu nouveau, qui allongeait ce muscle et parait ainsi aux inconvénients du raccourcissement : on pratiquait alors la section de cette portion charnue. C'était à la fois une erreur physiologique et une mauvaise opération : les deux bouts restant rétractés, sans régénération intermédiaire, on arrivait le plus souvent à produire un strabisme divergent. C'est aux travaux d'un chirurgien français, Bonnet de Lyon, qu'on doit des notions plus exactes sur ce point de physiologie pathologique et de médecine opératoire. Bonnet a fait voir qu'il suffit, pour obtenir le résultat désirable, de détacher le tendon de son insertion scléroticale ; on lui permet ainsi de reculer et de contracter de nouvelles adhérences avec le globe de l'œil en arrière de son point d'implantation. C'est depuis que ce chirurgien distingué a substitué la *ténotomie* à la *myotomie*, que l'opération du strabisme donne le plus souvent de véritables succès.

Le recul du tendon équivaut, au point de vue de l'effet produit sur la déviation, à l'allongement du muscle.

Il suffirait donc, en théorie, de proportionner ce recul à l'étendue du raccourcissement indiqué par le degré de la déviation. De Grœfe et ses élèves ont voulu réaliser dans la pratique cette précision théorique. Je regrette de ne pouvoir entrer sur ce point dans des détails suffisants : mais vous pourrez comprendre combien ce résultat est difficile à obtenir mathématiquement quand je vous dirai que, pour des strabismes de *déviation égale*, l'effet, produit par des ténotomies *absolument semblables*, diffère selon l'âge des opérés, l'ancienneté du strabisme, le degré d'acuité visuelle et l'état de réfraction des yeux, l'absence ou le défaut de synergie entre la convergence et l'accommodation, le plus ou moins de rétraction dont peuvent être susceptibles les muscles de chaque individu. C'est toujours le même problème qui se pose devant le chirurgien, celui de savoir jusqu'à quel point les fonctions physiologiques sont susceptibles d'une évaluation mathématique, problème le plus souvent insoluble d'une manière absolue. Ce sont des difficultés qu'on arrive à surmonter grâce à l'expérience, mais qui ne comportent pas une solution théorique et applicable à tous les cas.

Il est un autre point dont il faut tenir compte, c'est l'affaiblissement du pouvoir adducteur du droit interne, qu'entraîne nécessairement le recul de son tendon. On sait en mécanique qu'une force destinée à déplacer le pôle d'une sphère a d'autant moins d'effets sur la rotation de cette sphère, que son point d'application s'éloigne davantage du pôle qu'elle doit solliciter. Plus le tendon reculera de son insertion première, plus le pouvoir adducteur du muscle aura diminué.

Il suit de ce que je viens de vous exposer :

1° Que le dosage des effets de la ténotomie n'est pas susceptible d'une précision absolue;

2° Que dans le cas de strabisme très accentué, tel qu'il existe chez notre malade, si l'on voulait obtenir un redressement absolu en reculant autant qu'il conviendrait le tendon raccourci, on déterminerait une insuffisance du muscle opéré telle qu'elle serait nuisible au mouvement de l'œil.

Pour échapper à ce dernier inconvénient, on répartit la correction sur les deux yeux, en sectionnant à la fois le droit interne de l'œil dévié et celui de l'œil sain.

La strabotomie par recul du tendon se compose de quatre temps : 1° Incision de la conjonctive; 2° chargement du tendon; 3° section du tendon; 4° section des fibres qui ont échappé.

C'est là une opération réglée dont vous connaissez le manuel et que nous pratiquerons tout à l'heure méthodiquement sous vos yeux.

Rappelez-vous seulement que, si vous voulez facilement charger le tendon sur le crochet mousse, il ne suffit pas, après avoir incisé la conjonctive, de décoller cette dernière des tissus sous-jacents, en faisant pénétrer le bec de vos ciseaux mousses sous la lèvre externe de la plaie; il faut encore sectionner la gaîne fibreuse qui est fournie au tendon par une expansion de la capsule de Tenon.

Rappelez-vous également que, si vous ne voulez pas vous exposer à dépasser le but, à transformer un strabisme convergent en strabisme divergent, il faut, lorsque le tendon est chargé sur le crochet, pratiquer la section le plus près possible de l'insertion scléroticale. De cette manière vous éviterez sûrement l'écueil que je vous signale.

Cela fait, nous ordonnerons à l'opérée de fixer un objet placé d'abord à 20 centimètres, et que nous rapprocherons peu à peu; si les deux yeux convergent vers ce point, nous nous en tiendrons là pour cette fois; si l'œil opéré est encore trop convergent, au moyen de ce crochet plus petit, nous irons à la recherche des fibres tendineuses qui auraient pu nous échapper; si, celles-ci sectionnées, cela ne suffit pas, nous diviserons prudemment les fibres du tissu épiscléral qui relient le tendon aux expansions latérales de la capsule de Tenon, et, au besoin, nous agrandirons la plaie de la conjonctive.

Nous aurons soin, après l'opération, de conseiller à la malade de diriger l'œil en dehors; au besoin nous aurions recours aux sutures conjonctivales recommandées par divers auteurs, mais qui sont, en

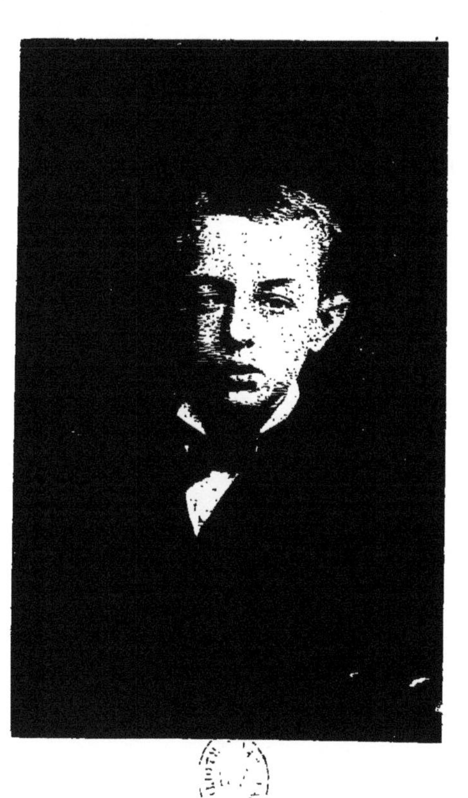

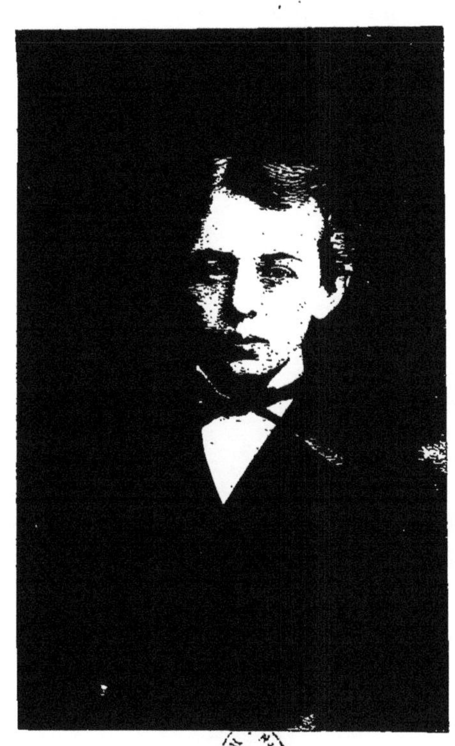

général, des mesures extrêmes dont je vous parlerai à l'occasion.

Mais comme cette déviation dépasse six millimètres, nous n'avons pas la prétention d'obtenir, comme résultat définitif, une correction complète par une seule opération; et lorsque la plaie de cette première strabotomie sera complètement guérie, c'est-à-dire dans une quinzaine de jours, nous pratiquerons la même opération sur l'œil sain.

Nota. — Le résultat obtenu a paru d'emblée suffisant à la malade, qui n'a pas consenti à une seconde opération que nous jugions nécessaire sur l'œil sain, pour réaliser notre idéal.

Le lecteur pourra juger, d'après les figures ci-contre qui représentent un de nos strabiques avant et après l'opération, des changements opérés dans la physionomie par la ténotomie pratiquée sur les deux yeux.

TABLE DES MATIÈRES

— Lille. Typ. J. Lefort 1879 —

www.ingramcontent.com/pod-product-compliance
Ingram Content Group UK Ltd.
Pitfield, Milton Keynes, MK11 3LW, UK
UKHW020456200726
13857UKWH00002B/733

9 782011 739513